Sanfte Wege zur Gesundheit
Aromatherapie

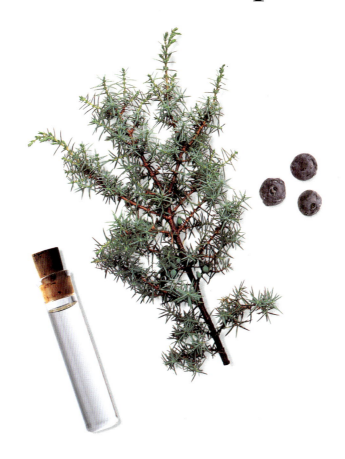

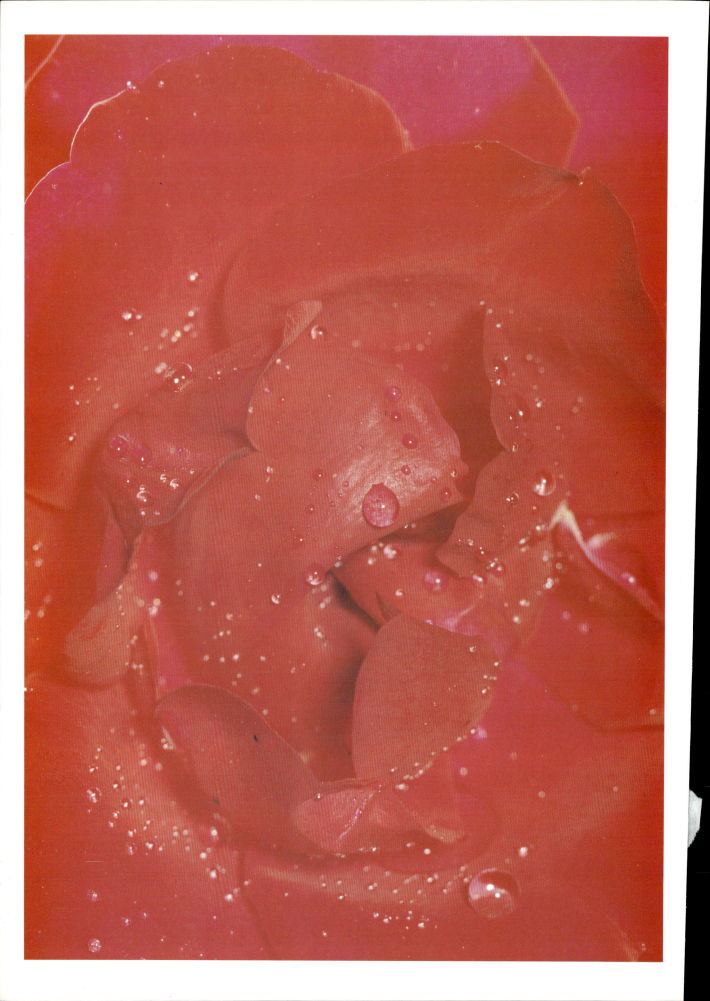

Sanfte Wege zur Gesundheit
Aromatherapie

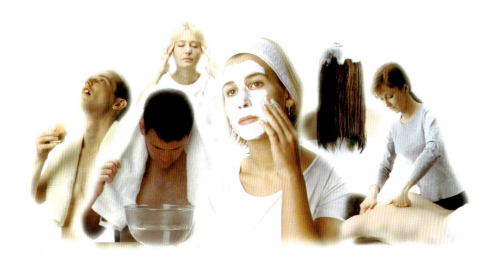

Clare Walters

KÖNEMANN

Originalausgabe © Element Books Limited 1998
Shaftesbury, Dorset, SP7 9BP
Text © Clare Walters 1998

Originaltitel: Aromatherapy, An Illustrated Guide

THE BRIDGEWATER BOOK COMPANY
Dreidimensionale Modelle: MARK JAMIESON
Studiofotografien: WALTER GARDINER PHOTOGRAPHY
Zusätzliche Fotografien: IAN PARSONS, GUY RYECART
Graphiken: JOANNE MAKIN
Wissenschaftliche Graphiken: MICHAEL COURTENEY

Hinweis des Herausgebers
Die in diesem Buch gegebenen Informationen können keinesfalls eine fachmännische Diagnose oder Behandlung ersetzen. Bei ernsten Erkrankungen oder in Zweifelsfällen ist ein Arztbesuch dringend anzuraten.

Alle Rechte vorbehalten.
Dieses Buch, einschließlich aller seiner Teile, ist urheberrechtlich geschützt. Vervielfältigungen, Übersetzungen, Mikroverfilmungen sowie die Einspeicherung und Verarbeitung in elektronischen Systemen bedürfen der schriftlichen Zustimmung des Verlags.

© 1999 für die deutsche Ausgabe:
Könemann Verlagsgesellschaft mbH,
Bonner Str. 126, D-50968 Köln
Übersetzung aus dem Englischen: Dr. Eva Dempewolf
(für VerlagsService)
Beratung: Petra Baum (für VerlagsService)
Produktion und Satz: VerlagsService
Dr. Neuberger & Karl Schaumann, Heimstetten

Projektkoordination: Sylvia Hecken
Herstellungsleitung: Detlev Schaper
Assistenz: Ursula Schümer

Druck und Bindung: Sing Cheong Printing Co., Ltd.
Printed in Hong Kong, China

ISBN 3-8290-1496-1
10 9 8 7 6 5 4 3 2 1

Danksagungen

Der Herausgeber dankt folgenden Leihgebern
für die Zurverfügungstellung ihrer Bilder:
A–Z Botanical Collection: 24u, 66l, 86l, 108l & unten, 118l.
Bridgeman Art Library: 6 (Sotheby's, New York), 10ol (Bradford Art Galleries and Museums), 11or (Royal Albert Memorial Museum, Exeter), 12o (British Museum, London), 14m (Private Collection), 26u (Palazzo della Ragione, Padua), 49o (Palazzo Ducale, Mantua), 73o (Stapleton Collection), 75 (Museo Archeologico, Florence), 77o (British Museum), 85 (Museé des Arts Decoratifs, Paris), 87or (British Museum), 103o (Whitford & Hughes, London), 105o (Royal Ontario Museum, Toronto), 107o (V&A, London), 109 (Private Collection), 115r (Christies Images).
Corbis UK: 107u, 111 u.
C. W. Daniel Company: 15ol.
e. t. archive: 10r, 11m, 12u & m, 13o, 14o, 21ol, 55m, 61 ul, 63o, 91u, 97o, 99u, 110o.
Garden Picture Library: 20m (J. S. Sira); 48ol, 82l (Marijke Heuff); 50ol, 60l (Brigitte Thomas); 54ol, 64l, 74l, 90l (Emma Peios); 56l (Michel Viaro); 58o, 88l (Linda Burgess); 62l (Neil Holmes), 68l (Philippe Bonduel); 70l (Gary Rogers); 76l, 84l (Brian Carter); 78l (Lamontagne); 94l, 100 l (Mayer/Le Scarff); 96l (John Glover); 98l (Jacqui Hurst); 102l (Jerry Pavia); 106l (Michael Viard); 110l (Didier Willery); 112l (Bob Challinor). Harry Smith Horticultural Collection: 52l, 104l.
Houses & Interiors Photographic Agency: 80l, 116o. Hutchison Library: 53o, 117o.
Image Bank: 59o. NHPA: 92l, 117m.
Robert Harding Picture Library: 95o.
Science Photo Library: 11ol, 65ur, 68u, 79, 91ur, 139u.
Stock Market: 8, 20l, 29o, 29u, 32, 33, 53l, 65o, 68o, 71r, 72l, 81, 85o, 87or, 91 oben rechts, 93, 97u, 101ur, 113, 119.

Besonderer Dank gilt:
William Chaplin, Bonnie Craig, Jessie Fuller, Ray Goldstein,
Nicky Hobby, Julia Holden, Simon Holden,
Helen Irvine, Kevin Irvine, Helen Jordan,
Chloe Knight, Pat Knight, Jane Manze,
Andrew Milne, Kay Macmullan, Jan Phillips,
Sam Sains, Amelia Whitelaw, Gabriel Whitelaw
für ihre Mitarbeit bei den Aufnahmen.

Die Autorin dankt:
The Plinth Company, Stowmarket, Suffolk

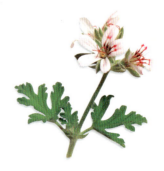

Inhalt

Einführung	6	Kauf und Aufbewahrung	28
Zur Benutzung dieses Buches	7	Selbstgemachte Kosmetkia	30
Was ist Aromatherapie?	8	Aromatherapie im Alltag	32
Anfänge der Aromatherapie	10	Die Kunst der Massage	34
Geschichte der Aromatherapie	14	36 Ätherische Öle	46
Wie wirkt Aromatherapie?	16	Aromatherapie zu Hause	120
Die Anwendung ätherischer Öle	18	Aromatherapie für Frauen, Kinder und Senioren	132
Gewinnung ätherischer Öle	20	Beim Aromatherapeuten	136
Chemische Bestandteile ätherischer Öle	22	Glossare	138
		Literaturhinweise	140
Basisöle	24	Nützliche Adressen	141
Mischungen	26	Register	142

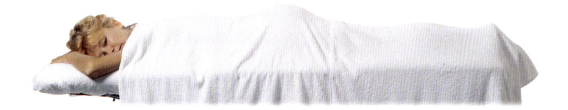

Einführung

Die Aromatherapie ist eine jahrtausendealte Kunst. Wie wir unsere Umwelt wahrnehmen, wird wesentlich auch von unserem Geruchssinn bestimmt. In diesem Buch möchte ich erläutern, was ätherische Öle sind und wie einfach, aber wirkungsvoll sie sich einsetzen lassen. Sobald Sie wissen, wie Aromatherapie funktioniert, können Sie Ihr Zuhause mit ebenso wohlriechenden wie wohltuenden Düften erfüllen. Besonders gut eignet sich der Einsatz ätherischer Öle zur Linderung streßbedingter Symptome. Bei einer solchen entspannungsfördernden Behandlung kann die Kombination bestimmter Essenzen mit einer therapeutischen Massage wahre Wunder bewirken.

Jeder, der zum ersten Mal mit Aromaölen arbeitet, sollte sich der Tatsache bewußt sein, daß sie hochkonzentrierte Pflanzenenergie enthalten und darum mit Bedacht verwendet werden müssen. Um nur einen einzigen Tropfen Rosen- oder Jasminöl zu gewinnen, braucht man Tausende von Blüten. Alle Essenzen sind sehr stark. Dieses Buch enthält deshalb auch Warnhinweise und Angaben für Kontraindikationen, die Sie unbedingt lesen und gegebenenfalls beherzigen sollten.

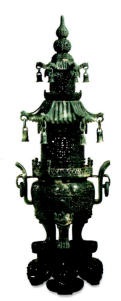

Chinesisches Weihrauchgefäß aus dem 18. Jahrhundert.

Nicht nur Anfänger sondern auch bereits erfahrene Aromatherapie-Anhänger finden im Teil »Ätherische Öle« viele interessante Informationen in detaillierten Beschreibungen von 36 bekannten Essenzen. Ich hoffe, daß Sie von den Ölen genauso profitieren werden wie ich es seit langem tue. Jede Pflanze weist ganz spezielle Eigenschaften auf, die wir für unsere Gesundheit und unser Wohlbefinden nutzen können und bald nicht mehr missen möchten.

Aromaöle enthalten reine Pflanzenenergie.

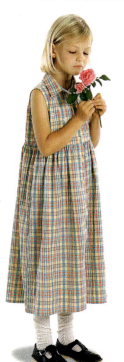

Jung und alt genießen den Duft wohlriechender Blüten.

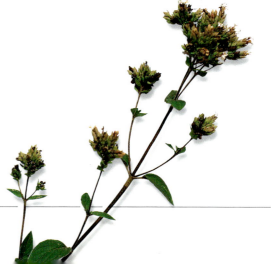

Inhalt

Einführung	6
Zur Benutzung dieses Buches	7
Was ist Aromatherapie?	8
Anfänge der Aromatherapie	10
Geschichte der Aromatherapie	14
Wie wirkt Aromatherapie?	16
Die Anwendung ätherischer Öle	18
Gewinnung ätherischer Öle	20
Chemische Bestandteile ätherischer Öle	22
Basisöle	24
Mischungen	26
Kauf und Aufbewahrung	28
Selbstgemachte Kosmetkia	30
Aromatherapie im Alltag	32
Die Kunst der Massage	34
36 Ätherische Öle	46
Aromatherapie zu Hause	120
Aromatherapie für Frauen, Kinder und Senioren	132
Beim Aromatherapeuten	136
Glossare	138
Literaturhinweise	140
Nützliche Adressen	141
Register	142

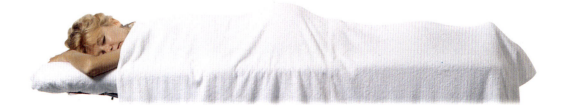

Einführung

Die Aromatherapie ist eine jahrtausendealte Kunst. Wie wir unsere Umwelt wahrnehmen, wird wesentlich auch von unserem Geruchssinn bestimmt. In diesem Buch möchte ich erläutern, was ätherische Öle sind und wie einfach, aber wirkungsvoll sie sich einsetzen lassen. Sobald Sie wissen, wie Aromatherapie funktioniert, können Sie Ihr Zuhause mit ebenso wohlriechenden wie wohltuenden Düften erfüllen. Besonders gut eignet sich der Einsatz ätherischer Öle zur Linderung streßbedingter Symptome. Bei einer solchen entspannungsfördernden Behandlung kann die Kombination bestimmter Essenzen mit einer therapeutischen Massage wahre Wunder bewirken.

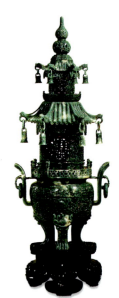

Chinesisches Weihrauchgefäß aus dem 18. Jahrhundert.

Jeder, der zum ersten Mal mit Aromaölen arbeitet, sollte sich der Tatsache bewußt sein, daß sie hochkonzentrierte Pflanzenenergie enthalten und darum mit Bedacht verwendet werden müssen. Um nur einen einzigen Tropfen Rosen- oder Jasminöl zu gewinnen, braucht man Tausende von Blüten. Alle Essenzen sind sehr stark. Dieses Buch enthält deshalb auch Warnhinweise und Angaben für Kontraindikationen, die Sie unbedingt lesen und gegebenenfalls beherzigen sollten.

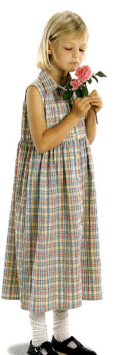

Nicht nur Anfänger sondern auch bereits erfahrene Aromatherapie-Anhänger finden im Teil »Ätherische Öle« viele interessante Informationen in detaillierten Beschreibungen von 36 bekannten Essenzen. Ich hoffe, daß Sie von den Ölen genauso profitieren werden wie ich es seit langem tue. Jede Pflanze weist ganz spezielle Eigenschaften auf, die wir für unsere Gesundheit und unser Wohlbefinden nutzen können und bald nicht mehr missen möchten.

Aromaöle enthalten reine Pflanzenenergie.

Jung und alt genießen den Duft wohlriechender Blüten.

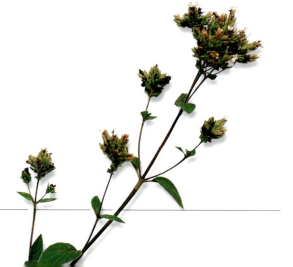

Zur Benutzung dieses Buches

Der erste Teil des Buches führt in die Kunst und Geschichte der Aromatherapie ein. Gewinnung und chemische Bestandteile der ätherischen Öle, verschiedene Arten des Mischens, der Aufbewahrung und Anwendung werden vorgestellt. Ein eigener Abschnitt ist der Massage gewidmet. Ein ausführliches Kapitel geht mit detaillierten Beschreibungen auf die bekanntesten Öle ein. Anschließend wird erläutert, wie Sie die Essenzen am besten verwenden. Ein Glossar, Lesetips, nützliche Adressen sowie ein ausführliches Register finden Sie am Ende des Bandes.

Jedes Kapitel beginnt mit einem Einführungstext, der das behandelte Thema kurz vorstellt.

Neben einer kurzen Geschichte der Aromatherapie bietet der erste Teil auch Informationen über Gewinnung und Wirkung der Öle und enthält Rezepte für Pflegeprodukte.

Schritt-für-Schritt-Abbildungen erläutern die Herstellung von Cremes und Seifen.

Die Massage ist wichtiger Bestandteil der Aromatherapie. Verständliche Schritt-für-Schritt-Abbildungen erklären die wichtigsten Griffe.

Aromatherapie eignet sich als ergänzende Heilmethode für die ganze Familie, besonders aber für Frauen und Kinder. Ihnen ist ein eigenes Kapitel gewidmet.

Tips helfen, die Massagetechnik zu verbessern und Fehler von vornherein zu vermeiden.

Detaillierte Fotos zeigen genau, welche Massagegriffe die Wirkung der Öle am besten unterstützen.

Praktische Hinweise machen den Umgang mit Aromaölen noch leichter.

Ölmischungen gegen bestimmte Beschwerden werden empfohlen.

Was ist Aromatherapie?

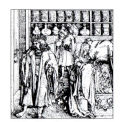

Heilkundige kennen seit Jahrhunderten die Heilkräfte der Pflanzen.

Unter Aromatherapie versteht man die Verwendung von Pflanzenessenzen zur Förderung der Gesundheit, des seelischen Gleichgewichts und zur Steigerung des allgemeinen Wohlbefindens. Aromaöle sind insofern ganzheitlich, als sie gleichzeitig auf Körper, Geist und Seele wirken. Nehmen Sie sich etwas Zeit und eignen Sie sich einige Grundkenntnisse an, bevor Sie bestimmte Essenzen für sich oder für andere auswählen.

Ätherische Öle sind Pflanzenextrakte – von Bäumen, Sträuchern oder Blumen aus allen fünf Kontinenten –, und jedes Öl hat seine eigene spezifische Zusammensetzung. In den letzten vierzig Jahren hat sich die Aromatherapie zu einer echten Wissenschaft entwickelt. Wenngleich der Begriff »Aromatherapie« selbst relativ jung ist, fallen die Anfänge dieser Heilmethode mit den Anfängen der Menschheit zusammen. Heute freilich haben wissenschaftliche Untersuchungen der Öle den Erfahrungsschatz der traditionellen Volksmedizin abgelöst. Der Wirkung vieler Essenzen, die seit Menschengedenken therapeutisch genutzt wurden, versucht man jetzt in Labors auf den Grund zu gehen – wobei sich immer wieder herausstellt, daß das Wissen der Volksmedizin oftmals nicht zu ersetzen ist.

Erst kürzlich hat man damit begonnen, die wichtigsten chemischen Grundstoffe ätherischer Öle zu isolieren und in der Schulmedizin einzusetzen, doch sind es möglicherweise gerade die vielen Spurenele-

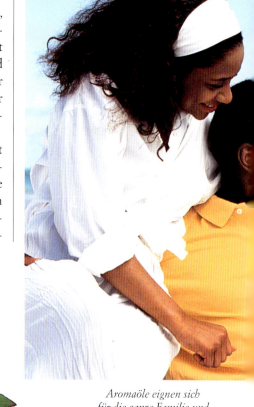

Aromaöle eignen sich für die ganze Familie und können auch Streßsymptome lindern.

Jasmin ist nur eine von vielen Pflanzen, die weltweit der Produktion ätherischer Öle dienen.

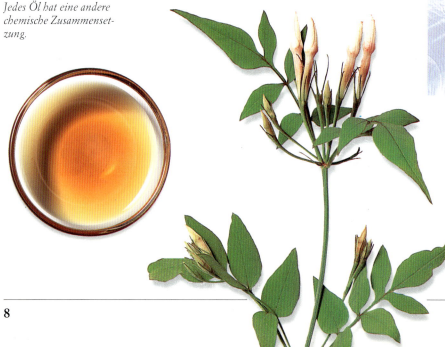

Jedes Öl hat eine andere chemische Zusammensetzung.

mente, die den Aromaölen ihre einzigartige Heilkraft verleihen.

Eine der vielen Verwendungsmöglichkeiten ätherischer Öle besteht heute darin, die zahlreichen chronischen Streßsymptome zu lindern, die von Schlaflosigkeit über Verdauungsbeschwerden bis hin zu Migräne reichen. Doch ist dies keineswegs das einzige Anwendungsgebiet. Die Zauberkraft der Öle besteht nämlich in ihrer ganzheitlichen Wirkung, die Körper, Geist und Seele umfaßt. Im Kapitel »Aromatherapie zu Hause« (S. 120–135)

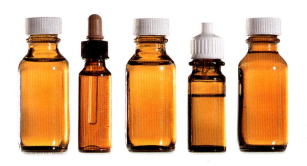

Lagern Sie Aromaöle kühl und dunkel, außerhalb der Reichweite von Kindern.

finden Sie eine Liste häufiger Beschwerden (die sowohl bei Erwachsenen als auch bei Kindern auftreten) und daneben die zur Behandlung jeweils geeigneten Öle.

Bewahren Sie die Fläschchen in einem für Kinder unzugänglichen Schrank oder Regal auf, nehmen Sie aromatische Öle nur ein, wenn ein Arzt dies verordnet hat, und achten Sie darauf, daß die Essenzen nicht in die Augen oder an die Schleimhäute gelangen, da das zu einer starken Reizung führen kann. Waschen Sie sich nach dem Umgang mit ätherischen Essenzen stets gründlich die Hände.

Auch wenn sie noch so verlockend riechen, sind ätherische Öle als Beigabe zu Speisen und Getränken nicht geeignet. Experimentieren Sie nicht ohne Anleitung. Ätherische Öle sind wesentlich konzentrierter als andere, speziell für den Verzehr bestimmte Pflanzenprodukte.

Bei der Beschreibung der einzelnen Öle wird mit Warnhinweisen auf Gefahren, mögliche Unverträglichkeiten und Nebenwirkungen, mit denen Sie möglicher Weise rechnen müssen, hingewiesen.

Solange Sie vorsichtig sind, ist der Umgang mit ätherischen Ölen vollkommen unbedenklich. Aromaöle sind reine Naturenergie, und wenn Sie die konzentrierte Kraft dieser Energie mit Verstand und Besonnenheit nutzen, kann Aromatherapie Ihnen helfen, vielerlei Beschwerden zu lindern, alltäglichen Herausforderungen besser gewachsen zu sein und eine positivere Lebenseinstellung zu gewinnen.

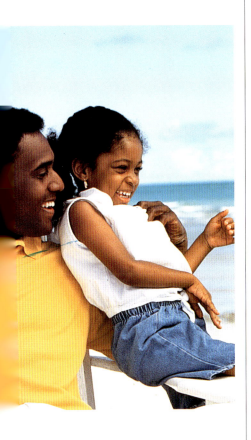

VORSICHT
Konsultieren Sie bei akuten und chronischen Beschwerden Ihren Arzt.

ZEIT ZUM ENTSPANNEN

Ob Sie die Öle zu Hause verwenden oder zu einem Aromatherapeuten gehen – wichtig ist, daß Sie sich Zeit zum Entspannen nehmen. Gönnen Sie sich eine erholsame Massage, die die wohltuende Wirkung der sanften Berührung mit den Kräften der Essenzen verbindet. Geben Sie einige Tropfen ins Badewasser oder in eine Duftlampe. Das entspannt und erleichtert das Einschlafen.

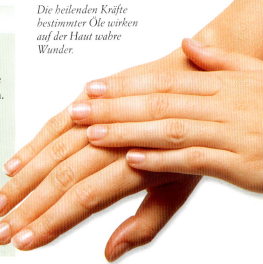

Die heilenden Kräfte bestimmter Öle wirken auf der Haut wahre Wunder.

Anfänge der Aromatherapie

Daß Pflanzen Heilkräfte besitzen, ist seit Menschengedenken bekannt. So hat auch die Anwendung von pflanzlichen Duftstoffen eine jahrtausend alte Tradition. Frühe Kulturen nutzten Pflanzen sowohl zu medizinischen als auch zu religiösen Zwecken. So haben Archäologen Pollenspuren von Heilpflanzen in Grab- und Wohnstätten primitiver Völker gefunden, die uns wichtige Hinweise über deren Wissen und Gebräuche liefern.

Seit über 5000 Jahren dient Weihrauch religiösen Zwecken.

Pflanzen sind die am einfachsten zu gewinnenden Nahrungsmittel, und schon unsere Urahnen wußten, daß eßbare Wurzeln, Beeren oder Blätter bestimmter Pflanzen neben der hungerstillenden Wirkung noch andere besaßen, daß z. B. Pflanzensäfte Wunden rascher heilen ließen. Sicherlich bemerkten sie auch, welche Pflanzen die Tiere bevorzugten und zogen daraus Rückschlüsse. Wissen dieser Art war ungeheuer kostbar und wurde innerhalb eines Stammes von einer Generation an die nächste weitergereicht.

Die primitiven Völker der Vorzeit erkannten auch, daß der Rauch verschiedener Holzarten unterschiedliche Wirkungen hervorrief. Sie machten schläfrig, sentimental oder euphorisch, und vielleicht hatte der eine oder andere sogar ein spirituelles Erlebnis.

Die Pflanzenkunde entwickelte sich im Laufe der Jahrhunderte mit der zunehmenden Kenntnis der Wirkung von Beeren, Blättern und Wurzeln.

Der Brauch, Krankheiten durch Schwenken glimmender Kräuter über dem Patienten »auszuräuchern«, gilt als eine der ältesten Therapieformen. In einigen Teilen der Welt wird noch heute aromatischer Rauch wegen seiner Heilkräfte geschätzt – bis vor relativ kurzer Zeit sogar in französischen Krankenhäusern.

Die moderne Forschung bestätigt die antiseptischen und antibakteriellen Eigenschaften vieler traditionell zu Heilzwecken benutzter Hölzer. »Magischer« Rauch dürfte auch die Ausbildung religiöser Kulte gefördert haben. Weihrauch ist auch heute noch fester Bestandteil im Zeremoniell der katholischen Kirche.

Die Vorstellung einer Verbindung zwischen den Menschen und einer Gottheit bzw. dem Jenseits gehört zu den ältesten Errungenschaften menschlichen Denkens. Sämtliche Naturreligionen teilen den Glauben, daß Wachstum und Fortbestehen der Menschheit von einer gesunden Beziehung zwischen

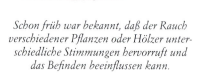

Schon früh war bekannt, daß der Rauch verschiedener Pflanzen oder Hölzer unterschiedliche Stimmungen hervorruft und das Befinden beeinflussen kann.

Körper und Geist und zwischen Unsterblichen und Sterblichen abhängt. Erkrankt ein Mensch, so wird dies als Anzeichen einer Disharmonie zwischen dem Patienten, seiner Umgebung und der Welt der Geister angesehen. Dementsprechend waren die frühesten Heilungsbemühungen zuförderst darauf gerichtet, Götter und Geister zu versöhnen. In vielen Kulturen galten Aromen als dafür geeignete Mittel, und häufig sprach man Heilkräutern Zauberkräfte zu.

ANFÄNGE DER AROMATHERAPIE

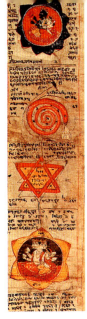

Diese Sanskrit-Rolle unterwies Ayurveda-Ärzte im Gebrauch pflanzlicher Heilmittel.

INDIEN

Die traditionelle indische Medizin basiert auf pflanzlichen Rohstoffen. Schon die ältesten religiösen Schriften enthalten Rezepturen und an die Pflanzen gerichtete Gebete. Der buddhistische König Ashoka propagierte im 3. vorchristlichen Jahrhundert den Anbau zahlreicher Arzneipflanzen, die noch heute zur Verwendung kommen. Heilpflanzen aus Indien fanden in ganz Asien Verbreitung, und viele davon kamen auch nach Europa und wurden in die westliche Heilkunde und in die Aromatherapie übernommen. Die uralte indische Heilkunst des Ayurveda erfreut sich bei uns wachsender Beliebtheit, da mehr und mehr Menschen traditionellen, ganzheitlichen Heilformen den Vorzug vor chemischen Präparaten geben.

Einige der Pflanzen, die von alters her in Indien, China und Ägypten benutzt werden:

CHINA

Die chinesische Medizin umfaßt uraltes Heilwissen, das sich bis in die heutige Zeit erhalten hat. Pflanzliche Medikamente werden mit Akupunktur kombiniert. Dabei werden feine Nadeln an bestimmten Körperstellen gesetzt, um gestaute Energien freizusetzen.

Viele Heilkräuter sind dort seit Jahrtausenden bekannt. Das erste schriftliche Dokument, das *Buch des Gelben Kaisers* über die Innere Medizin, datiert aus dem 3. Jahrtausend v. Chr. Der Klassiker der chinesischen Pflanzenheilkunde, als *Pen ts'ao kang-mou* bekannt, listet mehr als 8000 Rezepturen auf. Die meisten von ihnen basieren auf Heilpflanzen.

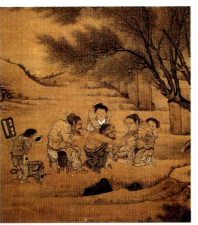

Die chinesische Pflanzenheilkunde ist viele Jahrtausende alt.

ÄGYPTEN

Ätherische Öle werden in Ägypten bereits seit der Pharaonenzeit verwendet, und Tontafeln berichten davon, daß Zedern- und Zypressenöl sogar importiert wurde. Das bedeutet, daß schon zu jener Zeit Handel mit ätherischen Ölen getrieben wurde. Um 3500 v. Chr. verbrannten Priesterinnen in den Tempeln Harze wie z. B. Weihrauch, um den Geist zu reinigen. Viele gebräuchliche Essenzen dienten zur Mumifizierung. Zedernholz und Myrrhe vor allem spielten beim Einbalsamieren eine wichtige Rolle; die Biochemiker haben herausgefunden, daß Zedernöl ein starkes Fixativ enthält und Myrrhe besonders antiseptisch und antibakteriell wirkt.

Die Öle wurden aber auch zu profaneren Zwecken verwendet. So soll Cleopatra Mark Anton mit Hilfe von Rosenöl in ihren Bann gezogen haben.

Das Wissen über ätherische Öle, das Hohepriesterinnen auf Papyrus festhielten, bildet einen Teil des Grundstocks unserer modernen Aromatherapie.

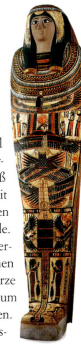

Die Ägypter benutzten Aromaöle wie Myrrhe und Zeder zum Einbalsamieren.

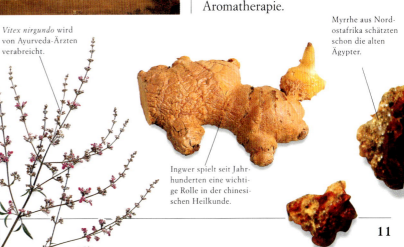

Bockshornklee ist eine alte indische Heilpflanze.

Vitex nirgundo wird von Ayurveda-Ärzten verabreicht.

Ingwer spielt seit Jahrhunderten eine wichtige Rolle in der chinesischen Heilkunde.

Myrrhe aus Nordostafrika schätzten schon die alten Ägypter.

AROMATHERAPIE

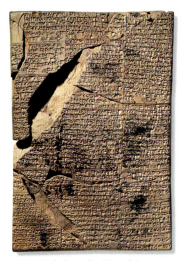

Babylonische Tontafeln berichten über die Zubereitung von Arzneien.

BABYLON

Babylonische Ärzte notierten ihre Rezepturen auf Tontafeln, anders als die alten Ägypter allerdings ohne Mengenangaben. Was sie aufschrieben, war jedoch die Tageszeit, zu der die Medikamente zubereitet und eingenommen werden sollten: für gewöhnlich bei Sonnenaufgang.

GRIECHENLAND

Die alten Griechen verdankten ihre Kenntnis ätherischer Öle vorwiegend den Ägyptern, wußten darüber hinaus aber auch um die aufmunternde oder entspannende Wirkung von bestimmten Blumendüften und verwendeten Olivenöl zur Enfleurage. Der griechische Arzt Hippokrates (ca. 469–399 v. Chr.), der als Begründer unserer modernen Medizin gilt, nennt in seinen Schriften eine Vielzahl von Heilpflanzen.

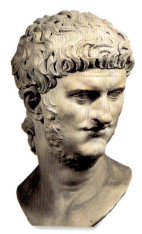

Kaiser Nero verwendete Rosenöl gegen Kopfschmerzen.

ROM

Im antiken Rom waren zahlreiche griechische Ärzte tätig, die das Wissen über die Heilkraft von Pflanzen im gesamten Römischen Reich ausbreiteten. Die Römer nutzten ätherische Öle vorwiegend zum Parfümieren von Haaren, Körper und Kleidung, aber auch als Schmerzmittel. Der berüchtigte Kaiser Nero soll mit Rosenöl nicht nur seine Kopfschmerzen, sondern auch Verdauungsbeschwerden bekämpft haben. Zur Behandlung von Wunden und bei Hautproblemen verwendeten die Römer Kamillenöl. Heute weiß man, daß es Azulen enthält, das stark entzündungshemmend wirkt.

Nach dem Untergang des Römischen Reiches flohen viele Ärzte nach Konstantinopel, wo die Werke großer gräko-römischer Heilkundiger wie Galen und Hippokrates ins Arabische übersetzt wurden und dadurch in die gesamte arabische Welt gelangten. Dadurch erklärt sich die Überlegenheit der islamischen Medizin im Mittelalter.

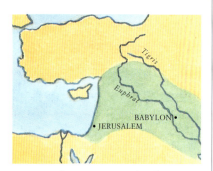

Schon im Königreich Babylon, im Zweistromland zwischen Euphrat und Tigris, arbeiteten Ärzte mit Aromaölen.

Die Werke großer gräko-römischer Ärzte wurden ins Arabische übersetzt.

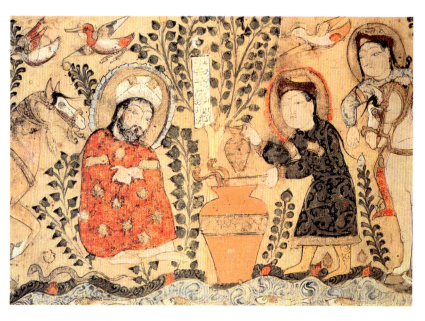

ANFÄNGE DER AROMATHERAPIE

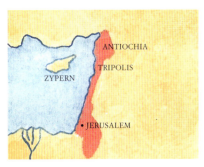

Im 11. und 12. Jahrhundert gelangte das Wissen über Kräuteröle aus dem Nahen Osten nach Europa.

EUROPA

Was im mittelalterlichen Europa auf diesem Gebiet geschah, ist nicht bekannt, doch läßt die Verfolgung von »Hexen« und die Verdammung ihrer »Zauberkräfte« darauf schließen, daß es eine ausgeprägte Volksmedizin gegeben hat, die sicherlich auch das Wissen über aromatische Heilpflanzen einschloß.

Im 12. Jahrhundert hat die Aromatherapie dann nachweislich ihren Weg nach Europa gefunden. Während der Kreuzzüge arbeiteten viele europäische Bader mit arabischen Ärzten und lernten von diesen die Bedeutung von Hygiene und den Umgang mit Aromaölen. Kreuzritter brachten Kräuter und Essenzen aus dem Nahen Osten mit und vermutlich auch die Methode der Wasserdampfdestillation. Europäische Parfümeure (etwa das berühmte französische Parfümhaus in Grasse) begannen mit einheimischen Pflanzen zu experimentieren.

Die Erfindung der Druckerpresse beschleunigte die Wissensverbreitung ab dem 15. Jahrhundert, und viele Rezepturen und Methoden wurden in »Kräuterbüchern« zusammengetragen und veröffentlicht. Zu dieser Zeit war es üblich, den Fußboden mit Kräutern zu bestreu-

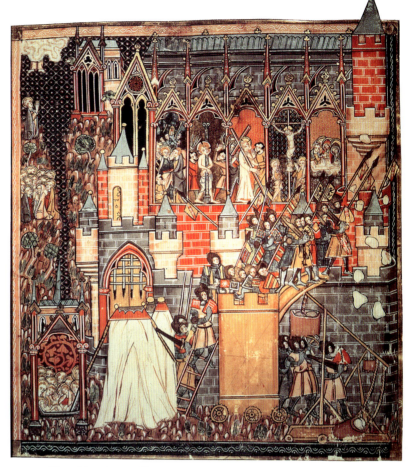

Kreuzfahrer lernten die Öle auf ihren Feldzügen kennen.

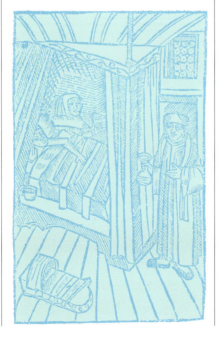

en, die beim Darauftreten ihr Aroma abgaben, und viele Leute trugen stets ein Kräutersäckchen bei sich, das vor ansteckenden Krankeiten schützen sollte. 1665, als in Großbritannien die Pest wütete, verbrannten die Londoner auf den Straßen Lavendel, Zedern- und Zypressenholz. Von Historikern lange Zeit als Aberglaube abgetan, weiß man heute, daß viele dieser Essenzen tatsächlich antibakterielle oder desinfizierende Wirkung besitzen oder auch Ungeziefer vertreiben.

Zum Schutz gegen die Pest legte man im 17. Jahrhundert Kräutersäckchen in die Krankenzimmer.

Geschichte der Aromatherapie

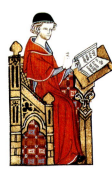

Avicenna hinterließ wertvolle Aufzeichnungen über Heilpflanzen.

Der Begriff Aromatherapie wurde erst 1928 von einem französischen Chemiker geprägt, doch das Wissen von den Heilkräften aromatischer Pflanzen läßt sich bis in die Zeit des arabischen Arztes Avicenna zurückverfolgen. Seither verschmelzen Volksmedizin und praktische Erkenntnisse zu einer Wissenschaft, die bemüht ist, die heilsamen Eigenschaften pflanzlicher Essenzen optimal einzusetzen.

AVICENNA (980–1037)

Der bekannteste Heilkundige der arabischen Welt, Abu Ali Ibn Sina, im Abendland als Avicenna bekannt, war Chefarzt im Krankenhaus von Bagdad und Leibarzt des Emirs Nuh II. Ibn Mansur. Er beschrieb über 800 medizinische Pflanzen, die sich jedoch nicht mehr alle identifizieren lassen, da er sie nach ihren indischen, tibetischen und chinesischen Volksnamen aufführte.

Avicenna erfand den Streckverband und behandelte körperliche Anomalitäten. Zudem verfaßte er Massageanleitungen, darunter auch Sportmassagen, die noch heute angewendet werden. Auch beschäftigte er sich mit Heilpflanzen und mit der Suche nach Gewinnungsmethoden der wertvollen Duftstoffe. In diesem Zusammenhang wurde er der Erfinder der Wasserdampfdestillation. Arabische Handschriften enthalten Zeichnungen von Destillierapparaten, die vom Prinzip her nicht anders funktionieren als unsere heutigen.

Avicenna war auch Philosoph und Alchimist. Roten und weißen Rosen maß er bei seinen Experimenten große Bedeutung bei. Schon zu seinen Lebzeiten wurde in Persien Rosenöl destilliert.

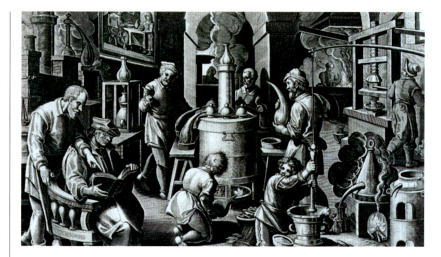

Destillation von Kräutern. Stich aus dem 16. Jahrhundert.

NICHOLAS CULPEPER (1616–1654)

Der Astrologe und Arzt Nicholas Culpeper zog sich den Zorn des Königlichen Ärztekollegiums zu, weil er die *Pharmacopoeia* aus dem Lateinischen ins Englische übersetzte, wodurch das darin enthaltene Wissen nicht länger ausschließlich der Ärztezunft und anderen Gelehrten zugänglich war, die Latein beherrschten. Das Buch, das als »Culpeper's Herbal« in die Volksmedizin Eingang fand, enthielt neben Beschreibungen der Heilpflanzen auch Ortsangaben, wo man sie finden konnte. Nicholas Culpeper schrieb in einer verständlichen Sprache für das einfache Volk. Er beschrieb die genaue Zubereitung des Pflanzenmaterials und empfahl Kräuteraufgüsse zum Einreiben und zur Massage.

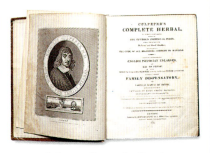

Culpepers Kräuterheilkunde erschien erstmals 1653.

GESCHICHTE DER AROMATHERAPIE

RENÉ GATTEFOSSÉ
1881–1950

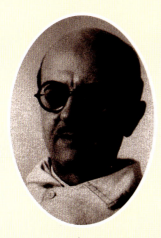

Der Begriff Aromatherapie selbst stammt von dem französischen Chemiker René Gattefossé. Während der Arbeit im Labor einer Parfümfabrik zog er sich schwere Verbrennungen an einer Hand zu und tauchte sie in das nächstliegende Gefäß, das zufälligerweise reines Lavendelöl enthielt. Die Hand heilte unerwartet rasch ab, und die Brandwunden hinterließen nicht einmal Narben. Gattefossé erkannte, daß die Heilkräfte von Lavendelöl wesentlich stärker waren als die der chemischen Salben, an denen er arbeitete. Von nun an widmete er sich der Untersuchung der Heilkräfte von Aromaölen, und zwar unter Berücksichtigung sowohl ihrer Düfte als auch ihrer chemischen Eigenschaften.

Gattefossé entdeckte, daß Lavendel große Heilkraft besitzt und ein Aromaöl liefert, das gefahrlos direkt auf die Haut aufgetragen werden kann.

AROMATHERAPIE HEUTE

In Frankreich sind Aromatherapeuten entweder Ärzte oder Kosmetikfachleute. Im restlichen Europa jedoch hat sich eine Schule der Aromatherapie entwickelt, die auf eine ganzheitliche Behandlung des Patienten abzielt: Diese Aromatherapeuten arbeiten mit Ölen, die auf mehreren Ebenen wirken – körperlich, geistig und seelisch. Aromaöle bieten sich als sanfte Therapieform an, denn jede Essenz besitzt viele verschiedene Eigenschaften – anders als die synthetischen Drogen oder isolierten Pflanzenteile, die in der Schulmedizin eingesetzt werden. Häufig wirken Aromaöle ausgleichend, das heißt, sie unterstützen den Körper dabei, aus dem unausgewogenen Zustand, der eine Krankheit verursacht hat, zurückzufinden zum Zustand des Gleichgewichts, der Gesundheit und Wohlbefinden repräsentiert. Dasselbe Ausgewogenheitsprinzip gilt für die mentale und die emotionale Ebene. Ein erfahrener Aromatherapeut wird neben den körperlichen Symptomen immer auch den geistigen und seelischen Zustand des Patienten mitbehandeln.

Massage – eine ideale Therapie zur ganzheitlichen Behandlung des Körpers.

MARGUERITE MAURY
(1895–1968)

Die französische Biochemikerin begann sich zur Zeit des Zweiten Weltkriegs mit Aromatherapie zu befassen und wandte sie in Kombination mit anderen Naturheilmitteln und -kosmetika an. Sie entwickelte eine eigene Aromatherapie-Schule, setzte die ätherischen Öle eher zur äußerlichen Behandlung als zur innerlichen ein, und verband sie z.B. mit Massagen.

JEAN VALNET
(1997 VERSTORBEN)

Dieser französische Arzt führte Gattefossés Forschungen während seines Einsatzes im Zweiten Weltkrieg fort. Damals waren herkömmliche Medikamente rar, und Valnet fand für viele Anwendungen in Aromaölen hochwertigen Ersatz. Die anerkannten Arbeiten von Valnet, Gattefossé und anderen Forschern stärkten die Position der Aromatherapie als anerkannter, alternativer (Präventiv-) Medizin mit ganzheitlicher Wirkung.

AROMATHERAPIE

Wie wirkt Aromatherapie?

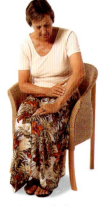

Aromaöle dringen durch die Haut in den Körper ein.

Ätherische Öle gelangen auf verschiedenen Wegen in den Körper. Über die Haut absorbiert, kommen sie in den Blutkreislauf, auf dem Wege der Inhalation dringen sie entweder über die Lungen in die Blutbahn, oder aber sie werden über das Nervensystem direkt in das limbische System des Gehirns weitergeleitet.

Duftmoleküle lösen sich in der Nasenschleimhaut, die vom äußeren Gewebe der Nase (der Riechschleimhaut) gebildet wird. Dieses Gewebe ist weniger als 6 cm² groß, enthält aber mehrere Millionen Rezeptoren. Jede dieser Geruchssinneszellen besitzt zwei Verlängerungen: Eine führt zur Hautoberfläche in der Nase, die andere bildet die Verbindung zu den Nervenfasern am Grund der Riechschleimhaut. Duftimpulse wandern über diese Fasern durch das Siebbein in die Schädelhöhle zum Riechkolben direkt ins limbische System.

Das limbische System zählt zu den entwicklungsgeschichtlich ältesten Teilen des menschlichen Gehirns, ist also ein archaischer Teil desselben. Hier werden Gedächtnismuster, Instinkte und lebenswichtige Funktionen kontrolliert, und dies ist auch der Grund dafür, daß bestimmte Gerüche geeignet sind, im Menschen längst vergessene Erinnerungen wachzurufen. Jede andere Sinnesempfindung, selbst Berührungen, müssen wesentlich weiter durch das Nervensystem wandern, bevor sie – in einem anderen, höher entwickelten Teil des Gehirns – registriert werden. Der Geruchsinn ist also ein sehr »ursprünglicher« Sinn.

Das limbische System registriert das Vorhandensein bestimmter Duftmoleküle. Daraufhin setzt das Gehirn Neurotransmitter frei, die mit dem Nervensystem kommunizieren und dort je nach dem entspannend oder anregend wirken. Deshalb können Aromaöle auch effektiv Schmerzen lindern.

Einige wenige Moleküle eines ätherischen Öls werden beim Einat-

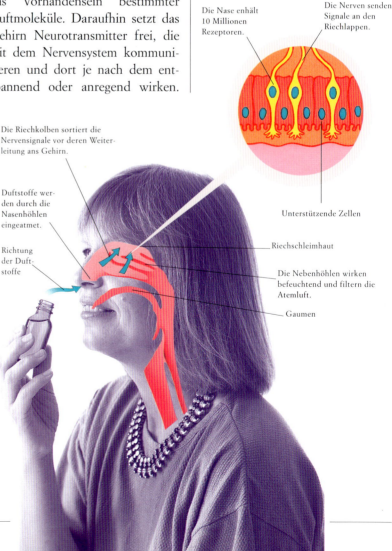

Über die Nase dringen Aromaöle in das limbische System des Gehirns sein.

16

Einige wenige Moleküle eines ätherischen Öls werden beim Einatmen in den Gasaustausch zwischen Lungenbläschen (Alveolen) und dünnwandigen Kapillaren einbezogen. Bei diesem Gasaustausch wird einströmender Sauerstoff gegen ausströmendes Kohlendioxid ausgetauscht, und gleichzeitig gelangen die therapeutischen Duftmoleküle mit dem einströmenden Sauerstoff in den Blutkreislauf.

Beim Eindringen von Aromaölen über die Haut in Form von Creme, Lotion oder Badezusatz wirken die Moleküle auf die Epidermis. Da die Duftmoleküle extrem klein sind, gelangen sie durch die Oberhaut in die tieferen Hautschichten. Diese enthalten viele Kapillaren, so daß die Moleküle auf diesem Weg weiter in den restlichen Blutkreislauf gelangen können.

Anders als chemische Medikamente verbleiben ätherische Öle nicht lange im Körper, sondern werden auf verschiedenen Wegen wieder ausgeschieden – über Urin, Kot, Schweiß und beim Ausatmen. In einem gesunden Körper halten sich Aromaöle nicht länger als 3 bis 6 Stunden, im Krankheitsfall werden sie nach schätzungsweise 14 Stunden ausgeschieden.

Die Art und Weise der Ausscheidung hängt von dem jeweiligen Öl ab. Sandelholz- und Wacholdermoleküle beispielsweise tauchen im Urin auf, während Geraniumöl über die Schweißdrüsen der Haut abgegeben wird.

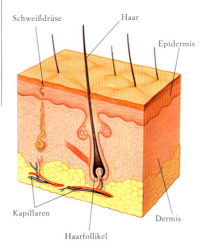

Duftmoleküle gelangen durch die Hautschichten leicht in den Blutkreislauf.

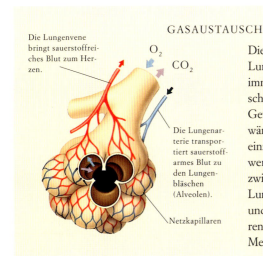

GASAUSTAUSCH

Die Sauerstoffbahnen in den Lungen verzweigen sich in immer feinere Gefäße, bis schließlich Muskeln und Gewebe, aus denen die Zellwände bestehen, durch eine einzelne Zellschicht abgelöst werden. Der Gasaustausch zwischen der Luft in diesen Lungenbläschen (Alveolen) und dem Blut in den Kapillaren findet über diese feinen Membranen statt.

DER BLUTKREISLAUF

Der Blutkreislauf bildet das wichtigste Transportsystem unseres Körpers. Ätherische Öle gelangen über Haut oder Schleimhäute in den Blutkreislauf. Einmal in der Blutbahn, werden die Duftmoleküle an die Stellen transportiert, an denen sie am dringendsten benötigt werden oder am meisten nützen können.

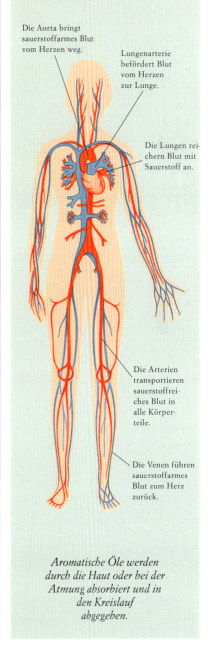

Aromatische Öle werden durch die Haut oder bei der Atmung absorbiert und in den Kreislauf abgegeben.

Die Anwendung ätherischer Öle

Aromaöle sind problem- und gefahrlos anzuwenden. In Duftlampen verströmen sie erfrischende und betörende Düfte, als Kosmetika tragen sie zum Wohlbefinden bei, als Heilmittel dienen sie der Gesundheit. Entscheidend bei der Anwendung sollte letztlich immer das persönliche Empfinden sein: Was tut mir selber gut? Experimentieren Sie mit verschiedenen Ölen und Anwendungsmethoden, bis Sie das Passende gefunden haben.

Ein paar Tropfen Ihres Lieblingsöls ins Badewasser – welch ein Labsal für Körper und Sinne!

KOMPRESSEN

Für heiße Kompressen einige Tropfen Öl in eine Schüssel mit sehr heißem Wasser geben. Ein sauberes Tuch hineintauchen, gründlich auswringen und auf die betroffene Körperstelle auflegen. Kalte Kompressen werden grundsätzlich genauso gemacht, nur mit kaltem oder sogar Eiswasser.

SALBEN

Salben werden hergestellt, indem man die aromatischen Öle einer Basissalbe beimischt. Im Kapitel »Selbstgemachte Kosmetika« (S. 30f.) finden Sie einige bewährte Rezepte zum Selbermachen. Alternativ können Sie eine Ölmischung auch in fertig gekaufte, nicht parfümierte Cremes einrühren.

BADEZUSÄTZE

Bei einem Aromatherapie-Bad wirken die Essenzen gleich zweifach: Zum einen werden sie von der Hautoberfläche aufgenommen, und zum anderen auch noch inhaliert. 4 bis 6 Tropfen reichen für ein Vollbad vollkommen aus.

Damit sich die Öle mit dem Wasser mischen, wird ein Emulgator benötigt. Bewährt haben sich etwas Milch, Sahne oder auch einige Tropfen Wodka. Alternativ dazu können Sie einen eigenen Badezusatz herstellen: 3 EL (45 ml) Basisöl, 1 TL (5 ml) Weizenkeimöl und 15 bis 20 Tropfen Aromaöl mischen. Flasche vor dem Öffnen gut schütteln und pro Vollbad ca. 1 TL (5 ml) ins Badewasser geben.

MASSAGEN

Auch bei einer Massage wirken die Essenzen gleichzeitig über die Haut und durch die Nase. Der Absorptionsprozeß ist keineswegs auf die Massagezeit begrenzt, sondern hält weit länger an.

> **VERTRÄGLICHKEITSTEST**
>
> Bevor Sie eine Essenz oder auch ein Basisöl zum ersten Mal anwenden, sollten Sie einen Verträglichkeitstest durchführen. Das ist besonders wichtig, wenn Sie empfindliche Haut haben, zu Allergien neigen oder das Öl bei einem Kind anwenden wollen.
>
> Einen Tropfen Aromaöl auf einen Wattebausch geben und auf die Arminnenseite (am besten in die Ellenbogenbeuge) drücken. Mit Leukoplast festkleben und 24 Stunden dortlassen. Bei Hautreaktionen wie Juckreiz oder Rötung das Öl besser nicht verwenden.

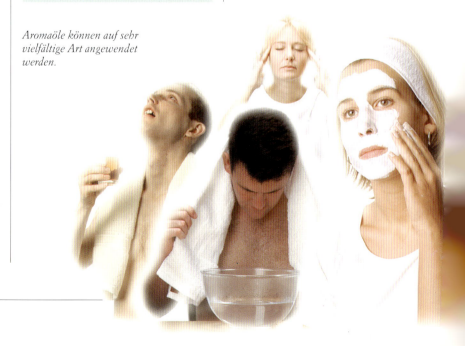

Aromaöle können auf sehr vielfältige Art angewendet werden.

DIE ANWENDUNG ÄTHERISCHER ÖLE

INHALATIONEN

Inhalieren reinigt Bronchien und Lungen, dazu Stirn- und Nebenhöhlen. Außerdem kann diese Therapie Entzündungen vorbeugen. 2 bis 3 Tropfen des Aromaöls in eine Schüssel mit dampfend heißem Wasser geben. Gesicht über die Schüssel halten, den Kopf mit einem Handtuch abdecken und einige Minuten lang den Dampf einatmen. Nach einer kurzen Pause nochmals wiederholen. Falls Sie das Gefühl haben, daß es Ihnen nicht guttut, sofort abbrechen. Diese Methode wirkt direkt auf die Atmungsorgane.

UNVERDÜNNTE ANWENDUNGEN

In einigen Erste-Hilfe-Fällen kann es nötig sein, ein unverdünntes Aromaöl direkt auf eine Körperstelle aufzutragen. Auch das Einatmen direkt aus dem Fläschchen oder von einem Taschentuch kann wohltuend wirken; zu viele verschiedene Düfte in zu kurzer Zeit zu inhalieren, kann aber Kopfschmerzen auslösen. Im Kapitel »Aromatherapie zu Hause« (S. 120ff.) finden Sie Hinweise, welche Öle wann für wen am geeignetsten sind.

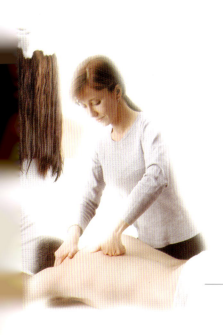

VERDAMPFUNGS-METHODEN

Im Handel gibt es eine ganze Reihe unterschiedlicher Verdampfungsapparate, mit deren Hilfe Sie Wohn-, Schlaf- und Arbeitsräume wunderbar aromatisieren können.

DUFTLAMPEN
Attraktive Duftlampen sind mittlerweile vielerorts erhältlich. Einfach die Schale mit Wasser füllen, ein oder zwei Tropfen des gewünschten Öls dazugeben und das Teelicht anzünden. Bei elektrischen Geräten ersetzt ein Wärmeelement die Kerze.

SCHÄLCHEN
Sehr heißes Wasser in eine kleine Schale oder Schüssel geben und ein bis zwei Tropfen Aromaöl darüberträufeln.

AROMASTEINE
Aromasteine werden elektrisch betrieben. Das Öl kommt direkt auf die heiße Steinschale.

GLÜHBIRNENRINGE
Diese Ringe werden auf Glühbirnen aufgesetzt. Die Wärme der brennenden Lampe läßt das Öl verdunsten.

HEIZKÖRPERVERDUNSTER
Hier ist es die Wärme eines Heizkörpers, die die Verdunstung des Aromaöls fördert.

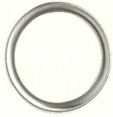

Glühbirnenring

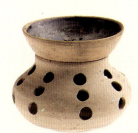 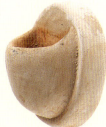 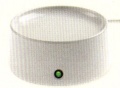

Duftlampe *Heizkörperverdunster* *Aromastein*

Welche Verdunstungsmethode entspricht Ihren Vorstellungen am besten?

VORSICHT
- Nie eine brennende Kerze unbeaufsichtigt lassen.
- Lämpchen und Schalen immer auf hitzefeste Unterlagen stellen.
- Aromaöle nie direkt auf eine Glühbirne tropfen.

VORSICHT
- Sofern nicht von einem qualifizierten Arzt empfohlen, sollte man Aromaöle niemals einnehmen.
- Damit sich das Öl im Badewasser besser verteilt und nicht direkt an die Haut gelangt, die Essenz vorher mit etwas Milch, Sahne oder Wodka anrühren.

Gewinnung ätherischer Öle

Wasserdampf-Destillation ist sicherlich der beste Weg, reine Aromaöle zu gewinnen. Viele Essenzen werden jedoch mit anderen Methoden hergestellt, und manche enthalten deshalb auch Fremdstoffe. Für die Lebensmittel- und Parfümindustrie standardisierte Öle sind nicht hundertprozentig rein. Kaufen Sie Aromaöle nur im Fachhandel und möglichst nur solche aus kontrolliert biologischem Anbau (kbA).

Eine Zitrusplantage

Die Qualität von Aromaölen ist unterschiedlich. Einige Hersteller legen strengere Maßstäbe an als andere. Woher stammen die Pflanzen, wurden sie mit Pestiziden gespritzt oder künstlich gedüngt? Dies und vieles mehr bestimmt die Hochwertigkeit und Reinheit eines Öls.

DAMPFDESTILLATION

Die gebräuchlichste Art der Ölgewinnung. Bei der Erhitzung des Pflanzenmaterials im Wasserdampf werden nur die winzigen Moleküle herausgelöst, aus denen das ätherische Öl besteht.

KOHLENDIOXID-EXTRAKTION

Bei dieser Methode werden die Moleküle mittels Kohlendioxid aus der Pflanze herausgezogen. Auf diese Weise gewonnene Essenzen sind rein und stabil, die Apparaturen dazu aber sehr aufwendig und teuer.

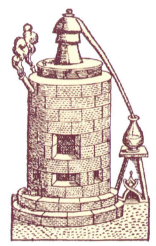

OBEN: *Einen frühen Destillierapparat zeigt diese Radierung (16. Jh.).*

UNTEN: *Wasserdampfdestillation ist das gängigste Verfahren für Aromaöle.*

»NOTEN« EINES AROMAÖLS

Der Verflüchtigungsgrad eines ätherischen Öls wird – genau wie ein Akkord in der Musik – durch Noten beschrieben. Hohe Noten (Kopfnoten) besitzen die kleinsten und damit flüchtigsten Moleküle, es folgen die mittleren Herznoten und schließlich die sogenannten Basisnoten mit den schwersten und am wenigsten flüchtigen (also am längsten vorhaltenden) Molekülen.

DAMPFDESTILLATION

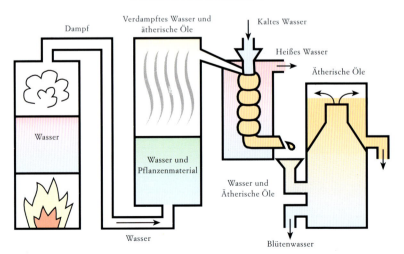

GEWINNUNG ÄTHERISCHER ÖLE

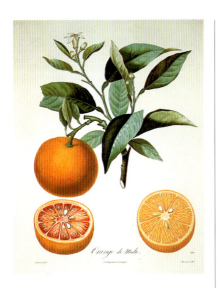

KALTPRESSUNG

Mit dieser Methode gewinnt man die Essenzen aus Zitrusfrüchten. Die Schalen werden ausgepreßt und können anschließend auch noch dampfdestilliert werden, wobei jedoch nur Öle minderer Qualität entstehen. Durch Kaltpressung gewonnene Essenzen sind weniger lange haltbar als dampfdestillierte. Bei Kälte können sich in diesen Ölen – harmlose – Wachsflocken bilden.

LÖSUNGSMITTEL-EXTRAKTION

Harze, Concretes und Absolues sind hochkonzentrierte Duftstoffe, die durch Lösungsmittel aus dem Pflanzenmaterial herausgelöst werden. Das Lösungsmittel läßt sich allerdings niemals vollständig aus der Essenz entfernen.

Sandelholzöl wird durch Wasserdampfdestillation der getrockneten und gemahlenen Wurzeln und des Kernholzes gewonnen.

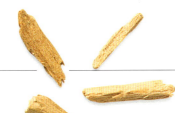

MINDERWERTIGE ÖLE

Synthetisch hergestellte Öle sind in therapeutischer Hinsicht wertlos, da ihnen die feine Ausgewogenheit fehlt, die Aromaölen ihre Einzigartigkeit verleiht; zudem fehlt ihnen die »Lebenskraft«, die aus Pflanzen gewonnenen Essenzen innewohnt.

LINKS: *Zitrusöle werden durch Kaltpressung gewonnen.*

UNTEN: *Das Öl der Kiefer erhält man durch Dampfdestillation von Nadeln, Zapfen und Zweigen.*

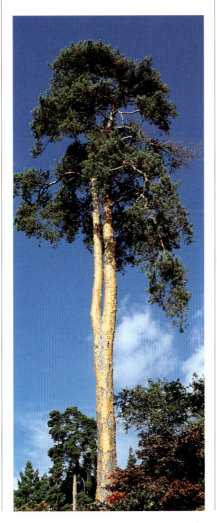

HARZE (RESINOIDE)

Harz (Resinoid) ist eine Substanz, die ein Baum bildet, um sich vor Verletzungen zu schützen. Um die aromatischen Stoffe eines Harzes zu extrahieren, kann man verschiedene Lösungsmittel verwenden. Diese werden anschließend wieder entfernt und hinterlassen reines Harz (falls Alkohol benutzt wurde) oder Resinoide (falls ein anderes Lösungsmittel benutzt wurde).

CONCRETE

Der Hauptunterschied zwischen Resinoiden und sogenannten Concretes besteht darin, daß festes Pflanzenmaterial verwendet wird (Rinde, Blüten, Blätter oder Wurzeln anstelle von Harz). Mit dieser Methode wird beispielsweise Jasminöl gewonnen.

ABSOLUE

Eine Absolue entsteht aus einer Concrete, der Alkohol zugesetzt wird, um die Duftstoffe zu extrahieren. Häufig bleiben Alkoholreste im Öl erhalten

ENFLEURAGE

Die traditionelle Methode zur Herstellung von Pomaden. Blüten oder Blätter werden auf gereinigtes Fett gestreut, das die Essenzen aufnimmt. Dieser Vorgang wird solange mit frischen Blüten oder Blättern wiederholt, bis das Fett mit Aromaten gesättigt ist. Nach Entfernung der letzten Blüten wird es in Alkohol gelöst, bis sich das ätherische Öl abscheidet. Heutzutage ersetzen Concretes diese umständliche Methode.

AROMATHERAPIE

Chemische Bestandteile ätherischer Öle

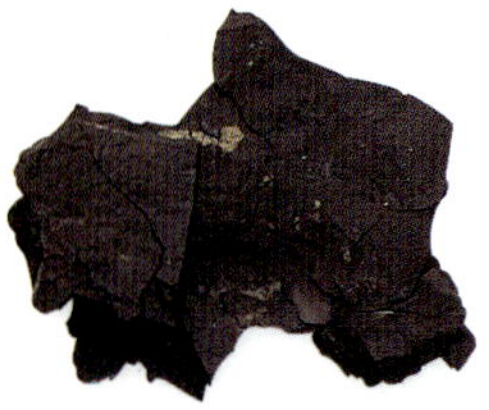

Jedes Leben enthält Kohlenstoff.

Die Zusammensetzung lebender Organismen wird in der organischen Chemie beschrieben. Rein wissenschaftlich gesehen, sind Kohlenstoff, Stickstoff, Wasserstoff und Sauerstoff die Bausteine des Lebens.

Jedes Element besteht aus Atomen, die man früher für die kleinsten Bestandteile des Universums hielt. Atome verbinden sich zu Molekülen, und den Zusammenschluß von fünf Kohlenstoffatomen bezeichnet man als Isopren. Die meisten ätherischen Öle basieren auf Isopren-Gerüsten; die Unterschiede zwischen ihnen resultieren hauptsächlich aus den Atomen, die sich an dieses Gerüst anhängen, und aus der Art und Weise, in der dies geschieht. Die Inhaltsstoffe von Aromaölen lassen sich in verschiedene chemische Gruppen einteilen, mit jeweils eigenen charakteristischen Eigenschaften.

Bei den Beschreibungen der einzelnen Aromaöle (S. 46–119) sind einige Hauptbestandteile genannt. Um wenigstens die wichtigsten Eigenschaften und Zusammensetzungen ätherischer Öle besser verstehen zu können, hier einige Grundbegriffe:

TERPENE

Terpene bestehen aus unterschiedlich vielen Isoprenverbindungen und werden in Monoterpene, Sesquiterpene und Diterpene unterteilt. Sie sind in aller Regel recht wirkungsschwach, besitzen aber weitere Charakteristika, die bei der Gesamtwirkung der Öle zum Tragen kommen.

Monoterpene

Zwei Isopren-Einheiten verbinden sich zu einem Monoterpen. Monoterpene wirken antiseptisch, antibakteriell, anregend, schleimlösend und leicht schmerzstillend. Einige sind antiviral, andere können Gallensteine aufbrechen. In der Aromatherapie ist ihre hautreizende Wirkung zu beachten.

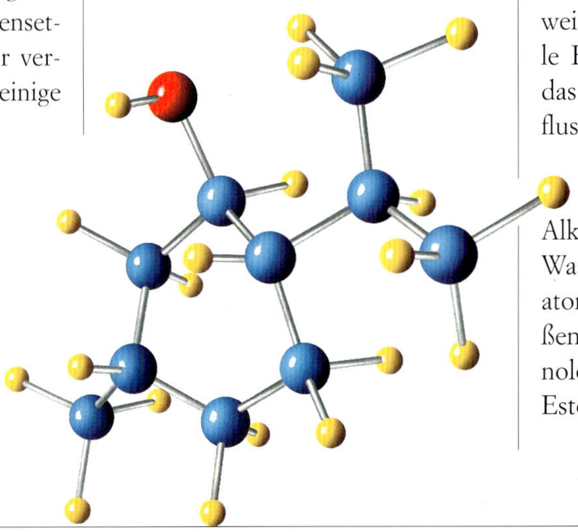

Menthol, das ein kühlendes Aroma besitzt, ist ein Terpenalkohol.

Sesquiterpene

Sehr viele Aromaöle enthalten Sesquiterpene, die aus drei Isopren-Einheiten bestehen. Sie wirken antiseptisch, antibakteriell, blutdrucksenkend, beruhigend und entzündungshemmend, einige auch schmerzlindernd oder krampflösend. Seitdem ihre bedeutende entzündungshemmende und antibakterielle Wirkung entdeckt wurde, spielen Sesquiterpene eine wichtige Rolle in der medizinischen Forschung.

Diterpene

Diterpene bestehen aus vier Isopren-Einheiten und überstehen als sehr »schwere« Moleküle die Dampfdestillation kaum. Sie wirken leicht antibakteriell, schleimlösend und abführend. Einige Diterpene weisen fiebersenkende und antivirale Eigenschaften auf und können das Hormonsystem positiv beeinflussen.

ALKOHOLE

Alkohole bilden sich, wenn sich ein Wasserstoffatom und ein Sauerstoffatom an Kohlenstoffatome anschließen (ähnlich gebildet werden Phenole, Säuren, Aldehyde, Ketone und Ester). Ethylalkohol, den man in

Bier, Wein und Spirituosen findet, ist nur ein Beispiel. Alkohole sind meist gute Antiseptica, wirken antiviral sowie anregend und sind meist ungiftig. Man unterscheidet Monoterpenole, Sesquiterpenole und Diterpenole.

Monoterpenole

Bindet sich eine Hydroxy-Gruppe an ein Terpen, entsteht Monoterpenol. Zu solchen ätherischen Ölen zählen Menthol und Linalool. Sie wirken stark antibakteriell, antiviral, anregend, wärmend und stärkend. Dabei sind sie nicht hautreizend und bekämpfen Infektionserkrankungen. Ätherische Öle mit hohem Monoterpenolgehalt eignen sich vorzüglich für schonende Anwendungen, die gerade bei Kindern und Senioren häufig empfehlenswert sind.

Sesquiterpenole

Eine Hydroxil-Einheit am Sesquiterpen ergibt Sesquiterpenol. Essenzen, die diesen Stoff in größerer Menge enthalten, sind meist blutreinigend und gute Tonika. Sie reizen die Haut nicht, und manche von ihnen haben eine besonders positive Wirkung speziell auf Herz oder Leber.

Diterpenole

Diterpenole entstehen, wenn sich eine Hydroxy-Einheit an ein Diterpen anhängt. Diese Art von Molekülen sind schwer und nicht besonders flüchtig, weshalb auch nur wenige den Dampfdestillationsprozeß überstehen. Diejenigen, die dennoch dabei erhalten bleiben, sind von der Struktur her den menschlichen Hormonen ähnlich und haben aus diesem Grunde eine ausgleichende Wirkung auf das Hormonsystem.

PHENOLE

Schließt sich eine Hydroxyd-Einheit an einen Kohlenstoffring, entsteht ein Phenol. Bei ätherischen Ölen sind Phenole stärker als Alkohole. Sie wirken stark antiseptisch und antibakteriell und können Nerven- und Immunsystem stimulieren. Wegen der Gefahr von Hautreizungen ist Vorsicht geboten.

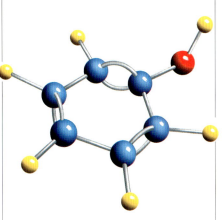

Ein Phenol ist auch als Karbolsäure bekannt; sie wurde im Ersten Weltkrieg vielfach als Desinfektionsmittel eingesetzt.

ALDEHYDE

Aldehyde, die bei der Oxidation von Alkoholen entstehen, haben häufig ein kräftiges Aroma. In unserem Zusammenhang weisen Sie eine ähnliche Wirkung wie Phenole oder Ketone auf. Aber auch sie können bei empfindlicher Haut zu Hautreizungen führen.

Citral, Citronellal und Nerol sind wichtige Aldehyde, die man in nach Zitronen duftenden Ölen wie Melisse und Lemongrass findet. Aldehyde können entzündungshemmend, blutdrucksenkend, infektionshemmend, stärkend und beruhigend wirken. Meist senken Sie auch die Körpertemperatur.

KETONE

Bei Ketonen verbindet sich ein einzelnes Sauerstoffatom mit einem Kohlenstoffatom zu einer Einheit, die sich wiederum mit einem Kohlenwasserstoffatom verbindet. Ein bekanntes Keton, das freilich in ätherischen Ölen nicht vorkommt, ist Aceton (Nagellackentferner). Man findet wenige Ketone in Aromaölen (kein in diesem Buch genanntes enthält eine nennenswerte Menge), und viele sind neurotoxisch. In kleinen Mengen wirken sie beruhigend, können Fett reduzieren, Schleimfluß anregen, die Vernarbung fördern und verdauungsfördernd, schmerzlindernd, stimulierend oder schleimlösend wirken.

SÄUREN UND ESTER

Organische Säuren unterscheiden sich stark von anorganischen, und sowohl Säuren als auch Ester sind komplexe Zusammenschlüsse aus Kohlenstoffen, Wasserstoff und Sauerstoff. Ester besitzen ein fruchtiges Aroma, können entzündungshemmend wirken und bei Hautproblemen und Pilzerkrankungen helfen. Sie wirken ausgleichend auf das Nervensystem, je nach Bedarf anregend oder beruhigend. In Aromaölen enthaltene Säuren haben gleichfalls entzündungshemmende Eigenschaften.

LACTONE

Lacton-Moleküle sind in aller Regel zu groß, um den Destillationsprozeß zu überstehen und tauchen deshalb gewöhnlich nur in durch Kaltpressung gewonnenen Ölen oder Concretes wie Jasminöl auf. Sie senken die Körpertemperatur und lindern Katarrh. Vermutlich sind sie auch der Bestandteil von Fruchtölen, der phototoxisch wirkt.

Basisöle

Basisöle, auch Trägeröle genannt, sind Pflanzen- oder Nußöle, die zur Verdünnung von ätherischen Ölen für Massage oder andere Fälle geeignet sind, in denen die Essenzen direkt auf die Haut aufgetragen werden sollen. Das Aromaöl verteilt sich im Basisöl und läßt sich somit in niedrigerer Konzentration auch auf größere Körperflächen verteilen.

Aromaöle vor der Massage verdünnen.

Verwenden Sie als Basisöle ausschließlich hochwertige Pflanzenöle, am besten aus Kaltpressung, da dabei Vitamine und Mineralstoffe erhalten bleiben. Bei Bedarf kann ein zweites, fetteres Öl beigemischt werden.

WEIZENKEIMÖL

• Eigenschaften: Weizenkeimöl ist reich an Eiweiß und den Vitaminen B und E.
• Anwendung: Für Massagen zu zehn Prozent mit einem anderen Basisöl gemischt, nährt, pflegt und erhält Weizenkeimöl die Haut jung. Der hohe Vitamin-E-Gehalt wirkt als natürliches Konservierungsmittel (Antioxidans) und verlängert die Lagerfähigkeit von aromatischen Ölmischungen von wenigen Wochen auf bis zu 6 Monate.

AVOCADOÖL

• Eigenschaften: Avocados sind reich an den Vitaminen A, B und D, die sämtlich

VORSICHT
Wer gegen Weizen allergisch ist, sollte auch Weizenkeimöl meiden.

bei Hautproblemen helfen. Ein zähflüssiges Öl mit charakteristischem Geruch und deutlicher Grünfärbung. Deshalb am besten zu 5 bis 10 Prozent mit einem anderen Basisöl mischen.

Durch seinen hohen Vitamingehalt ist Avocadoöl ideal für die Behandlung von Problemhaut.

• Anwendung: In Mischung mit anderen Ölen sehr gut für Hautprobleme vieler Art. Auch geeignet für Menschen mit Weizenallergie, die kein Weizenkeimöl vertragen.

JOJOBAÖL

• Eigenschaften: Kein Öl, sondern ein flüssiges Wachs aus der Frucht der Wüstenpflanze *Simmondsia chiensis*. Am besten einem anderen Basisöl zu 10 Prozent beimischen.
• Anwendung: Gut bei Ekzemen und eine nützliche Basis für Haaröle. Besonders bewährt bei Kleinkindekzemen und trockener Haut.

WEIZENKEIMÖL

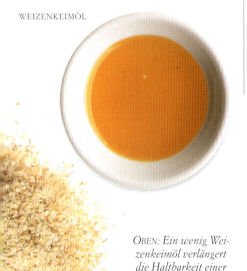

OBEN: *Ein wenig Weizenkeimöl verlängert die Haltbarkeit einer Ölmischung.*

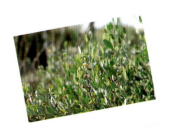

LINKS: *Der Jojoba-Kaktus gedeiht in den Wüsten Nordamerikas.*

JOJOBAÖL

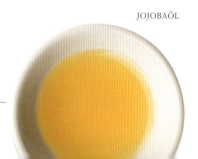

BASISÖLE

SOJAÖL UND SOJABOHNEN

SOJAÖL

- Eigenschaften: Ein sehr nahrhaftes und rasch absorbiertes Öl, auch für Leute mit Weizenallergie geeignet.
- Anwendung: Wegen seines niedrigen Cholesteringehaltes sehr geschätzt. Hochwertiges Sojaöl eignet sich auch zur Massage bei Akneerkrankungen.

Sojaöl ist ein preiswertes und vielseitig verwendbares Öl. Beim Kauf sollten Sie aber auf höchste Qualität achten (vor allem bei empfindlicher Haut).

VITAMINE, MINERALSTOFFE UND FETTSÄUREN

Obwohl sie der Haut selbst gut tun, sind Mineralstoffe, Vitamine und Fettsäuren, wie sie kaltgepreßte Basisöle enthalten, normalerweise nicht in der Lage, tiefer in den Körper einzudringen.

Pflanzenöle haben meist größere Moleküle als Aromaöle und gelangen deshalb oft nicht durch die Hautschichten.

Bei Basisölen gibt es große Qualitätsunterschiede. Leider sind reine organische Öle sehr selten. Pflanzenschutzmittel und Dünger senken u.a. den natürlichen Mineralgehalt. Kaltpressung sorgt für die Erhaltung wertvoller Nährstoffe. Bei dieser Methode dürfen die Temperaturen 60 °C nicht überschreiten. Öle aus anderen Herstellungsverfahren werden häufig 200 °C oder noch höheren Temperaturen ausgesetzt.

Verwenden Sie nach Möglichkeit das Basisöl, das am ehesten Ihrem Hauttyp entspricht. Süßes Mandelöl enthält die Vitamine A, B_1, B_2 und B_6 sowie etwas Vitamin E und viele einfach und mehrfach gesättigte Fettsäuren. Karottenöl ist reich an Carotin, den Vitaminen B, C, D und E und essentiellen Fettsäuren. Regelmäßig verwendet, kann es dazu beitragen, die Haut jung zu erhalten. Es sollte deshalb in jeder Tages- oder Nachtcreme enthalten sein.

Hochwertiges Sonnenblumenöl bietet die Vitamine A, B, D und E und ist reich an ungesättigten Fettsäuren. Es hilft bei blauen Flecken und anderen Hautproblemen.

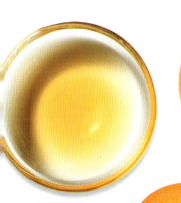

APRIKOSENKERNÖL

Pfirsich- und Aprikosenöle sind sehr vielseitig verwendbar und für alle Hauttypen geeignet.

PFIRSICH-/APRIKOSENKERNÖL

- Eigenschaften: Leichtes, gut eindringendes Öl ohne Eigengeruch.
- Anwendung: Für alle Hauttypen geeignet, ausgeprochen hoher Nährwert.

TRAUBENKERNÖL

- Eigenschaften: Ein sehr reines, leichtes Öl mit hohem Anteil an mehrfach gesättigten Fettsäuren. Zieht sehr gut ein.
- Anwendung: Wirkt leicht adstringierend und eignet sich besonders für junge Haut. Empfehlenswert bei Akne.

VORSICHT

Unverdünnte Aromaöle niemals direkt auf die Haut bringen. Ausnahmen sind Notfälle wie Wespenstiche, aufgegangene Eiterpickel, Verbrennungen oder Prellungen (zur Vorbeugung von blauen Flecken).

SÜSSES MANDELÖL

- Eigenschaften: Macht die Haut weich, gutes Gleitmittel.
- Anwendung: Selbst bei empfindlicher Haut wird dieses Öl meist gut vertragen. Gut geeignet für trockene und reife Haut. Das Öl der Bittermandel wird in der Aromatherapie nicht benutzt.

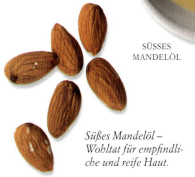

SÜSSES MANDELÖL

Süßes Mandelöl – Wohltat für empfindliche und reife Haut.

Mischungen

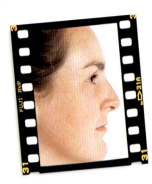

Seiner Nase zu folgen, ist auch in der Aromatherapie nicht der schlechteste Weg – und sicherlich der zuverlässigste, wenn es darum geht, eine ganz persönliche Duftmischung zu komponieren. Im Teil »Ätherische Öle« finden Sie Vorschläge für verschiedene Ölkombinationen. Sie können jedoch auch selbst ganz frei »nach Nase« experimentieren.

Wer bei der Auswahl ätherischer Öle auf seine Nase »hört«, geht selten fehl.

Wissenschaftler haben den Beweis geliefert, daß gewisse Öle nach ihrem Eindringen in den Blutkreislauf zu ganz bestimmten Organen oder Körpersystemen wandern. Kräutersammler und Naturheilkundige wissen dies schon lange, und auch Sie können es selbst ausprobieren: Nehmen Sie ein beliebiges Aromaöl, inhalieren Sie den Duft ganz tief und hören Sie in sich hinein, auf welchen Körperteil es vor allem wirkt. Wenn Sie anschließend in der Beschreibung der Essenz nachlesen, werden Sie mit großer Wahrscheinlichkeit feststellen, daß Sie richtig »geraten« haben. Auf genau diese intuitive Gabe gilt es auch bei der Kreation eigener Duftmischungen zu hören.

Im Verhältnis zum Basisöl werden gerade bei Massageölen nur sehr geringe Mengen der jeweiligen Essenz benötigt. Haben Sie mehr dazugegeben und Sie oder derjenige, den Sie massieren wollen, mag

TIP
Verlassen Sie sich auf Ihr Gefühl und trennen Sie sich von Mischungen, die Sie oder Ihr Massagepartner als unangenehm empfinden.

den Geruch nicht, stellen Sie die Mischung beiseite und fangen noch einmal von vorne an. Vielleicht erscheint Ihnen das als Verschwendung, aber angesichts der Kraft der Öle ist der Instinkt ein außerordentlich wichtiges Indiz. Etwas Öl sparen hieße, das Risiko, Hautreizungen oder Unangenehmeres auszulösen, einzugehen. Und das ist es keinesfalls wert. Anleitungen zum Mischverhältnis zwischen Aroma- und Basisölen finden Sie auf der nächsten Seite.

Kräuterweiblein wußten schon vor langer Zeit, welche Pflanzen auf welche Körperteile wirken.

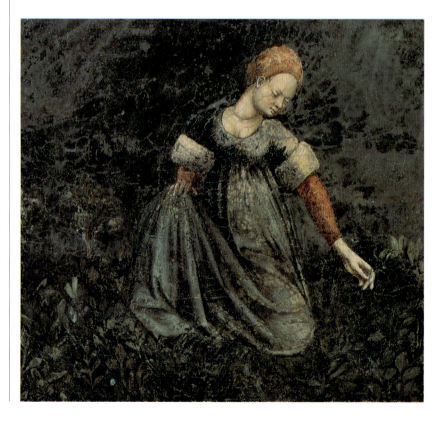

MASSAGEÖL

6 Tropfen Aromaöl auf 3 bis 4 TL (15 bis 20 ml) Basisöl geben. Für eine Ganzkörpermassage eines Erwachsenen benötigt man etwa 4 EL (20 ml) Öl. Diese Menge sollte ausreichen, ohne den zu Massierenden in Öl zu baden. Stellt sich während der Massage heraus, daß Sie zu wenig Basisöl verwendet haben, mischen Sie noch etwas darunter, geben aber kein Aromaöl mehr zu. Massageöle werden meist im Verhältnis 3 zu 2 zu 1 nach Kopf-, Herz- und Basisnoten-Essenzen gemischt. Sie können aber auch das Verhältnis 2 zu 2 zu 2 wählen.

Selten braucht man mehr als 1 Tropfen eines Basisnotenöls pro Ganzkörpermassage – was angesichts der hohen Kosten dieser Essenzen auch für den Geldbeutel angenehm ist.

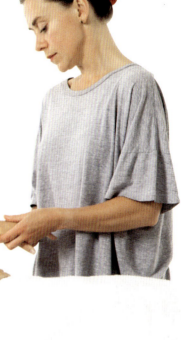

Aroma- und Basisöle werden vor Beginn der Massage angemischt.

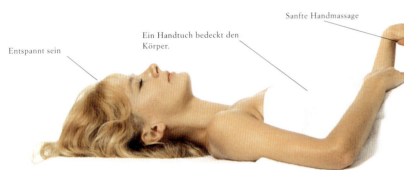

Entspannt sein — Ein Handtuch bedeckt den Körper. — Sanfte Handmassage

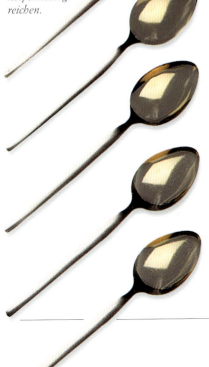

Mischen Sie 6 Tropfen Aromaöl mit 4 EL Basisöl. Diese Menge sollte für eine Ganzkörpermassage reichen.

BADEÖL

Badeöle kann man im gleichen Verhältnis mischen wie Massageöle. Sie können ein oder zwei Essenzen verwenden, aber meist kommen die Eigenschaften der Einzelöle in einer harmonischen Mischung fast noch besser zum Tragen (Synergie). Drei Öle gelten als optimal für eine ausgewogene Duftkomposition.

VORSICHT

Unverdünnt ins Wasser gegebene Öle können die Haut reizen. Vorher mit Milch oder Sahne anrühren.

Bis zu drei Essenzen ergeben eine aromatische und wirksame Mischung für ein Wannenbad.

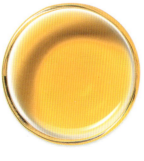 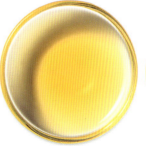 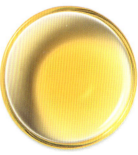

ZEDERNÖL — LEMONGRASS-ÖL — BERGAMOTTE-ÖL

AROMATHERAPIE

Kauf und Aufbewahrung

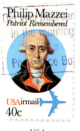

Bewahren Sie Aromaöle in luftdicht verschließbaren, braunen Glasfläschchen auf.

Hinsichtlich Qualität und Preis gibt es gerade bei Aromaölen gewaltige Unterschiede. Wählen Sie daher mit Umsicht! Gekaufte Fläschchen werden am besten kühl und dunkel gelagert, um Qualitätsverluste zu vermeiden und ihre Haltbarkeit nicht zu verkürzen. Aromaöle sind geballte Pflanzenenergie und deshalb sparsam und mit Achtsamkeit zu handhaben.

AROMAÖLE KAUFEN

Aromaöle gibt es in Apotheken, Reformhäusern, Spezialgeschäften und mittlerweile auch Drogeriemärkten (häufig minderwertige Duftöle) sowie im Versandhandel. Achten Sie beim Kauf unbedingt auf beste Qualität – wer hier spart, schadet nur sich selbst. Im Anhang finden Sie eine Auswahl von Adressen von Vereinen und Lieferanten, die auf Rückstände geprüfte Öle vertreiben bzw. entsprechende Adressen nennen. Auch bei Ihrem Aromatherapeuten können Sie meist hochwertige Essenzen erhalten.

Die Pflanzen, aus denen die Öle gewonnen werden, stammen aus allen Teilen der Welt.

LATEINISCHE NAMEN

Die Kenntnis der wissenschaftlichen (lateinischen) Pflanzennamen erweist sich vor allem dann als nützlich, wenn Sie Öle ganz bestimmter Pflanzen suchen. Über die Qualität der jeweiligen Essenzen geben sie freilich nur bedingt Auskunft.

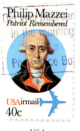
USA

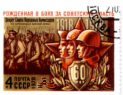
RUSSLAND

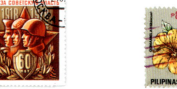
PHILIPPINEN

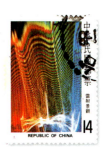
CHINA

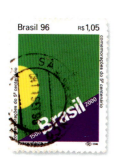
BRASILIEN

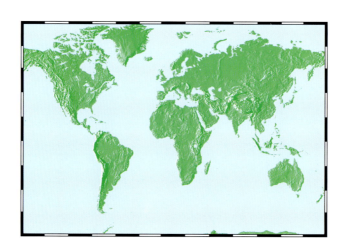

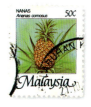
MALAYSIA

PREISE

Die Preise der einzelnen Öle schwanken stark. Zu den teuersten gehören Jasmin, Rose, Neroli und Melisse. Manchmal hängt der Preis auch von den jeweiligen Ernteerträgen oder der aktuellen Preispolitik des Ursprungslandes ab.

Selbstverständlich spiegelt der Preis in gewissem Maße auch Qualitätsunterschiede wider. Sehr preisgünstiges Jasminöl beispielsweise kann nicht naturrein sein. Es ist mit großer Wahrscheinlichkeit entweder verdünnt oder synthetisch hergestellt. Teure Essenzen werden manchmal bereits in Mischung mit Süßem Mandelöl angeboten. Auch das gilt es beim Preisvergleich zu beachten!

Allgemein gilt: Je hochwertiger die Qualität, desto wirkungsvoller die heilsamen Kräfte der Öle. Wenn man dies bedenkt, sind selbst scheinbar sehr teure Essenzen ihr Geld wert. Außerdem benötigt man immer nur sehr geringe Mengen, so daß die Fläschchen meist sehr lange reichen.

LAGERUNG

Unter idealen Bedingungen sind Aromaöle sechs Jahre oder länger haltbar, im Durchschnitt aber halten sie sich zwei Jahre. Zitrusöle verlieren ihr Aroma rascher. Wenn man sie im Kühlschrank aufbewahrt, kann es zu – unschädlichen – Trübungen kommen.

Sonnenlicht schadet ätherischen Ölen, und so hübsch blaue Flaschen auch aussehen – sie sind lichtdurchlässiger als das traditionelle braune Glas. Bewahren Sie Ihre Essenzen deshalb nach Möglichkeit in dicht verschlossenen braunen Fläschchen auf. Andernfalls müssen sie an einem kühlen und dunklen Ort gelagert werden.

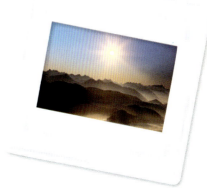

Schützen Sie Ihre Öle vor direktem Sonnenlicht.

Denken Sie auch daran, daß ätherische Öle von Natur aus flüchtig sind. Sie verdunsten in der Weise, daß die leichteren Moleküle zuerst entweichen, so daß sich der Duft und die Zusammensetzung des Öls im Lauf der Zeit ändern. Um dies zu verhindern, müssen die Fläschchen immer luftdicht verschlossen sein.

In Cremes, Lotionen, Massage- oder Badeölmischungen sind die Öle nur solange haltbar wie die Grundsubstanz (meist etwa 6 Monate). Allerdings bleibt die Heilkraft der Essenzen auch in ranzigen Ölen erhalten. Zusatz von Weizenkeimöl verlängert die Haltbarkeit (s. S. 24).

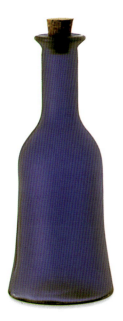

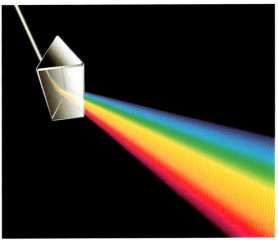

LINKS: *Diese Flasche ist hübsch, aber nicht zur Aufbewahrung von Aromaölen geeignet.*

OBEN: *Fläschchen aus dem roten Ende des Farbspektrums verlängern die Haltbarkeit der Öle.*

VORSICHT

Absolues und Resinoide haben eine kürzere Lebensdauer als destillierte Öle. Sie dicken mit der Zeit ein, und der Geruch des Lösungsmittels überdeckt den der Aromate.

AROMATHERAPIE

Selbstgemachte Kosmetika

Ein gewöhnlicher Herd und einige Küchenutensilien reichen aus, um ein vollständiges Sortiment von Cremes, Lotionen, Raumsprays und Aftershaves herzustellen, die Sie dann mit Ihrem Lieblingsduft anreichern können. Auch als Geschenk ideal! So entstehen Pflegeprodukte, die nicht nur schön machen, sondern auch wohltuend wirken. Viel Spaß beim Rühren und Ausprobieren!

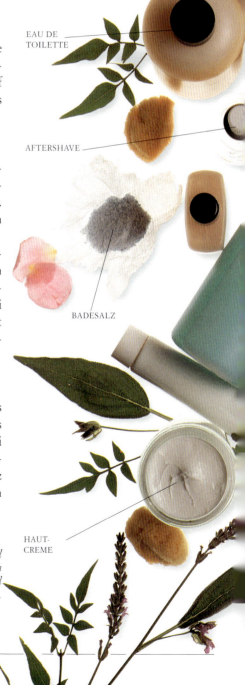

TALKUMPUDER

EAU DE TOILETTE

AFTERSHAVE

BADESALZ

HAUT-CREME

Dem jeweilgen Hauttyp entsprechenden, unparfümierten Hautcremes und Lotionen lassen sich alle Aromaöle beimischen. 10 Tropfen einer Essenz reichen für eine 250-ml-Flasche aus. Diese 10 Tropfen können von einem Öl stammen, aber auch aus bis zu dreien kombiniert sein. Nachfolgend einige Rezepte.

EAU DE TOILETTE

Grundrezept
*1 TL (5 ml) Wodka
5 Tropfen Öl (insgesamt, von 1 oder 2 Essenzen)
100 ml destilliertes oder gefiltertes Wasser*

Den Wodka und die ätherischen Öle in einem geschlossenen Glasgefäß gründlich schütteln. Mit dem destillierten Wasser aufgießen und nochmals durchschütteln.

AFTERSHAVE

Wenn Sie zum Grundrezept einen weiteren TL Wodka geben – das sind 10 ml –, erhalten Sie ein kühlendes Aftershave, das Hautreizungen wirksam vorbeugt.

RAUMSPRAY

Die im Grundrezept angegebene Menge der ätherischen Öle verdoppeln (10 Tropfen). Das Spray darf nicht auf die Haut gelangen, da es Irritationen auslösen kann.

TALKUMPUDER

Verwandeln Sie unparfümiertes Talkum mit wenig Mühe zu einem luxuriösen Puder mit exotischem Flair. Rosen- oder Jasminblüten werten das Ganze optisch auf.

Den Puder in ein dicht schließendes Gefäß füllen, 1 bis 2 Tropfen von jeder der gewählten Ölsorten dazugeben (insgesamt nicht mehr als drei verschiedene Essenzen) und gut schütteln. Für eine kleine Puderdose reichen 6 bis 10 Tropfen.

BADESALZ

Unparfümiertes Badesalz mit 2 bis 3 Tropfen des gewählten Aromaöls (insgesamt nicht mehr als drei Düfte) mischen. Rosen- oder Kamillenblüten lockern den Badezusatz auch optisch auf. Lehnen Sie sich zurück und genießen Sie!

Stellen Sie eine Vielzahl herrlich duftender Kosmetika selbst her – Aufwand und Kosten bleiben denkbar gering.

SELBSTGEMACHTE KOSMETIKA

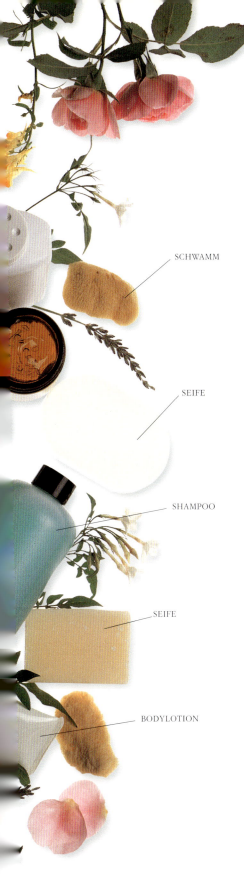

SCHWAMM

SEIFE

SHAMPOO

SEIFE

BODYLOTION

HAUTCREME

Zutaten
225 ml Basisöl
225 ml Wasser, gefiltert
2 Stangen Bienenwachs
¼ TL Borax

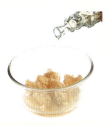

1 Bienenwachs und die Hälfte des Basisöls in eine feuerfeste Schüssel geben. Im Wasserbad schmelzen lassen.

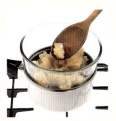

2 Das Borax in 1 TL kochendem Wasser auflösen und zu dem heißen Öl und Wachs geben. Das restliche Basisöl zugießen.

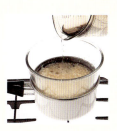

3 Das gefilterte Wasser zugeben und solange kräftig rühren, bis eine glatte Masse entsteht. Die Mischung abkühlen lassen und dann in Cremetöpfchen füllen.

AROMASEIFE

Zutaten
225 ml Basisöl
225 ml Wasser
225–450 g reine, unparfümierte pflanzliche Seifenflocken
3 ätherische Öle

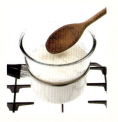

1 Sämtliche Zutaten in eine feuerfeste Schale geben und die Seifenflocken im heißen Wasserbad auflösen.

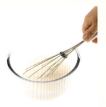

2 Schale von der Wärmequelle nehmen und mit einem Schneebesen alle Zutaten kräftig verrühren.

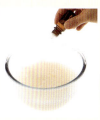

3 Etwas abkühlen lassen, dann von jedem ätherischen Öl 5 Tropfen zugeben. Die Seife nach Belieben portionieren und abkühlen lassen.

Aromatherapie im Alltag

Immer mehr Menschen leiden unter Streßsymptomen. Psychische Belastungen rauben unserem Körper viel Energie und können Erschöpfungszustände hervorrufen. Ätherische Öle sind hierfür das perfekte Gegenmittel: Sie wecken die Selbstheilungskräfte des Körpers und steigern Vitalität und Lebensfreude – und zwar ganz ohne schädliche Nebenwirkungen.

Streß äußert sich auf vielerlei Art, und nicht wenige gesundheitliche (körperliche) Probleme sind streßbedingt. Chronische Kopfschmerzen oder Migräne, Schlaflosigkeit, Rückenschmerzen, Magen- und Verdauungsprobleme basieren häufig auf Streß. Gegen diese Beschwerden können ätherische Öle wirkungsvoll helfen. Ob durch Entspannen in einem duftenden Bad oder Einatmen beruhigender Essenzen – die wohltuende Wirkung wird nicht lange auf sich warten lassen. Dem Alltagsstreß werden Sie kaum entfliehen können, aber gönnen Sie sich auch etwas Zeit für sich: Aromatherapie ist ein wunderbarer Weg zur inneren Ruhe.

URSACHEN VON STRESS

Aromatische Essenzen können dazu beitragen, die Streßfaktoren, mit denen jeder von uns tagtäglich konfrontiert wird, erträglicher zu machen. Wichtig ist vor allem, sich über die Ursachen im klaren zu sein, die letztlich Gesundheitsprobleme auslösen.

Körperliche Faktoren
- Bewegungsmangel verursacht Kreislaufstörungen und Konzentrationsschwäche.
- Verspannungen führen zu Schlafstörungen, die wiederum Erschöpfungszustände und Konzentrationsstörungen auslösen können.
- Hastig verschlungene, unausgewogenen Mahlzeiten können Verdauungsstörungen bedingen.

Ätherische Öle können wahre Wunder wirken, wenn es um Verspannungen, Enttäuschungen und den ganz gewöhnlichen Alltagsstreß geht.

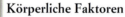
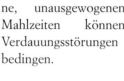
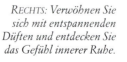

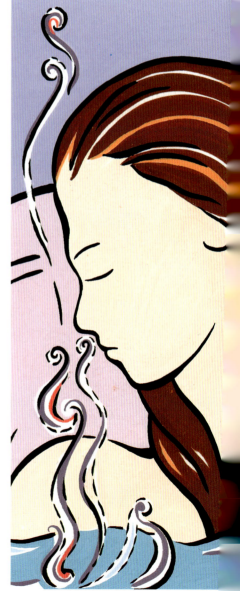

RECHTS: Verwöhnen Sie sich mit entspannenden Düften und entdecken Sie das Gefühl innerer Ruhe.

Umwelt-Faktoren

• Hektisches Autofahren und durch Staus oder Verspätungen öffentlicher Transportmittel verursachter Streß sind ein echtes Trauma unserer Zeit. Denn unterdrückter Ärger kann sich auch nachträglich in Form von Streß und damit verbundenen Krankheitssymptomen äußern.
• Atemluft- und Trinkwasserqualität werden immer schlechter. Sind Sie sich dieser Tatsache bewußt?

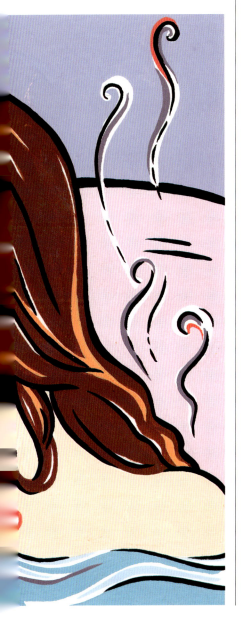

Seelische Faktoren

• Im privaten und familiären Umfeld gibt es Streßfaktoren – von kleinen Streits bis hin zu Scheidungen oder dem Flüggewerden der Kinder.
• Besonders schlimm wirkt sich natürlich ein Trauerfall aus.

Soziale Faktoren

• Geld bzw. Schulden sind häufig der Grund dafür, daß Menschen sich überarbeiten. Wie jede andere Form von Streß kann auch dies Ihren Körper auslaugen und Krankheiten verursachen.
• Ein weit verbreiteter Streßfaktor ist Angst um den oder Unzufriedenheit am Arbeitsplatz. Arbeitslosigkeit zählt zu den schlimmsten Streßauslösern überhaupt.

UNBEFRIEDIGENDE LÖSUNGEN

Um mit Streß fertigzuwerden, flüchten sich viele Menschen in Alkohol oder Drogen, rauchen oder essen übermäßig viel.
Bedenken Sie:
• Rauchen kann Lungen- und Herzerkrankungen hervorrufen.
• Übermäßiger Alkoholkonsum kann zu hohem Blutdruck, Leberzirrhose und Übergewicht führen.
• Bei Medikamenten (Drogen) besteht die Gefahr der Abhängigkeit und natürlich der Nebenwirkungen.
• Übermäßige und ungesunde Ernährung kann Übergewicht, Apathie und Herzprobleme auslösen.

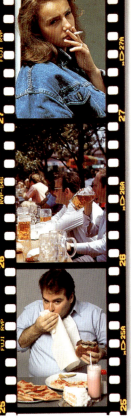

Lindern Sie Streß mit ätherischen Ölen – die beste Alternative zu Rauchen, Alkohol und Essen.

AROMATISCHE ALTERNATIVE

Aromatherapie stellt eine gesunde und wirksame Alternative zu diesen unbefriedigenden Lösungen dar. Ätherische Öle können die Stimmung heben und Ihnen wieder einen klaren Kopf verschaffen, Schmerzen und Verspannungen lindern und eine gute Nachtruhe fördern. Ein Aromatherapie-Bad im eigenen Heim wirkt sehr entspannend, Verdampfen der richtigen Öle muntert auf oder beruhigt. Das wirksamste Mittel gegen Streß dürfte freilich eine Aromatherapie-Massage sein, entweder bei einem professionellen Therapeuten oder in Eigenregie (siehe »Die Kunst der Massage« Seite 34–45).

HAUSGEBRAUCH

Der Hausgebrauch ätherischer Öle ist völlig sicher und sehr wohltuend, solange Sie die Angaben in diesem Buch befolgen.
Nehmen Sie ätherische Öle nicht innerlich ein und tragen Sie sie nicht pur auf die Haut auf. Ausnahmen finden Sie auf den Seiten *128–129*.
Experimentieren, mischen und genießen Sie.

AROMATHERAPIE

Die Kunst der Massage

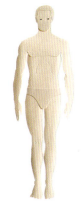

Eine Massage wirkt wohltuend auf den ganzen Körper.

Die Kombination aus ätherischen Ölen und Massage ist die ideale Behandlungsform der Aromatherapie, da Körper, Geist und Seele hier gleichzeitig neue Kräfte tanken. Eine ganzheitliche Massage berücksichtigt stets die individuellen Bedürfnisse. Etwas Einfühlungsvermögen und einige Grundkenntnisse vorausgesetzt, lassen sich Basisöle und aromatische Essenzen zu einer Massagemischung kombinieren, die nicht nur wunderbar entspannt, sondern auch die Gesundheit fördert.

Die Kunst der Massage ist für jeden erlernbar, und ein jeder kann auch davon profitieren. Eine gute Massage regt die Durchblutung an, fördert eine gesunde Verdauung, kommt den Atmungsorganen zugute und kann durch ihren Einfluß auf das Lymphsystem die Ausscheidung von Giftstoffen beschleunigen, was wiederum die körpereigenen Abwehrkräfte steigert. Das Zusammenspiel aus diesen körperlichen Vorteilen und dem wunderbaren Gefühl, von jemandem verwöhnt zu werden, kann Sorgen und Streßsymptome rasch verschwinden lassen, so daß ein Gefühl von Entspannung, Frieden und Wohlbefinden den ganzen Körper erfüllt. Es müssen nur einige wenige Massagegriffe gelernt werden. Alle weiteren sind Variationen.

Je entspannter das Umfeld, desto erholsamer auch die Massage.

DAS RICHTIGE UMFELD

Wenn Sie jemanden zu Hause massieren, ist es wichtig, eine für beide Beteiligten entspannte Atmosphäre zu schaffen.

Wählen Sie einen ruhigen, warmen Raum. Ihr Massagepartner wird beim Ausziehen sonst rasch frieren, wenngleich die Massage ihn rasch wieder aufwärmen sollte. Geben Sie Aromaöl in ein Duftlämpchen, um das Umfeld noch freundlicher zu gestalten.

Stellen Sie Ihren Anrufbeantworter an und schalten Sie, wenn mög-

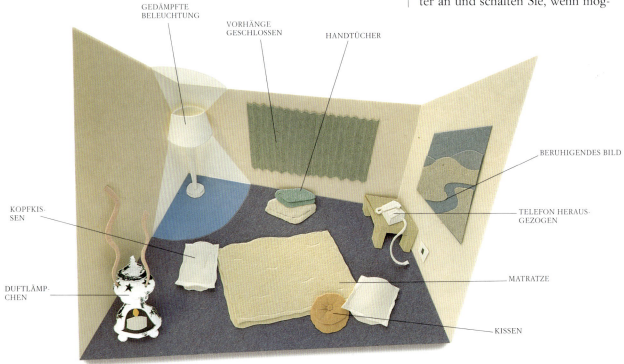

GEDÄMPFTE BELEUCHTUNG
VORHÄNGE GESCHLOSSEN
HANDTÜCHER
BERUHIGENDES BILD
KOPFKISSEN
TELEFON HERAUSGEZOGEN
DUFTLÄMPCHEN
MATRATZE
KISSEN

lich, die Klingel ab. Teilen Sie anderen Hausbewohnern mit, daß Sie in der nächsten Zeit nicht gestört werden dürfen.

Manche Menschen hören zur Massage gerne Entspannungsmusik, andere bevorzugen Naturgeräusche wie Meeresrauschen, und wieder andere lieben die Stille. Wichtig ist gedämpftes Licht, denn niemand kann sich entspannen, wenn ihm oder ihr grelle Scheinwerfer ins Gesicht strahlen – ob nun bei offenen oder geschlossenen Augen.

Wenn Sie auf dem Fußboden massieren, sollten Sie für Liegenden und Massierenden reichlich Platz haben. Breiten Sie mehrere Decken übereinander aus oder legen Sie eine Matratze auf den Boden und richten Sie sich eine Unterlage her, auf der Sie bequem knien können. Haben Sie viele Kissen und Handtücher zur Hand, stellen Sie sicher, daß Ihr Massagepartner sich wohl fühlt. Ein Kissen unter den Knien hilft bei Rückenlage völlig zu entspannen. Liegt die zu behandelnde Person auf dem Bauch, legen Sie Kissen unter Brust und Knöchel, damit auch in dieser Position der Rücken ganz entspannt werden kann.

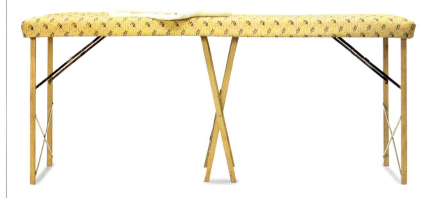

Wenn Sie häufiger massieren, lohnt sich die Anschaffung eines klappbaren Massagetisches.

Viele Menschen finden es bequemer, im Stehen zu massieren. Wenn Sie öfters massieren, lohnt sich die Anschaffung einer klappbaren Massagebank, ansonsten reicht auch ein massiver Tisch, der allerdings wirklich groß und stabil genug sein muß. Auch hier ist es wichtig, die Unterlage gut zu polstern, damit der zu Massierende bequem liegt. Betten und Sofas eignen sich in der Regel nicht, da sie zu weich sind und auch eine ungünstige Höhe haben.

Es ist wichtig, daß Sie den Rücken gerade halten und das eigene Körpergewicht gezielt nutzen. Massieren Sie auf einem Tisch, stehen Sie mit weit gespreizten Beinen, leicht gebeugten Knien und – bei geradem Rücken – nach vorn geneigt. Bei einer Behandlung am Boden die Knie auseinander nehmen oder einen Fuß auf den Boden stellen und das andere Knie beugen. Die Position häufig wechseln, damit Sie sich nicht verkrampfen.

DIE RICHTIGE KLEIDUNG

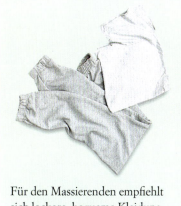

Für den Massierenden empfiehlt sich lockere, bequeme Kleidung, die sich problemlos waschen läßt (häufig bleiben Ölspuren zurück), und bequemes Schuhwerk (oder barfuß). Legen Sie Schmuck (auch Uhren) ab, damit Sie den anderen nicht kratzen. Auch Fingernägel sollten kurz und glatt gefeilt sein.

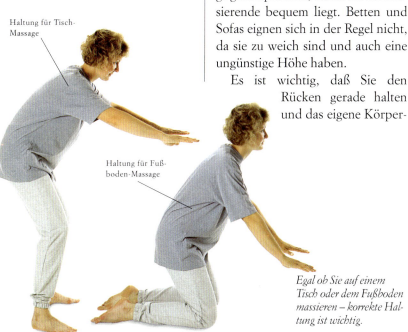

Haltung für Tisch-Massage

Haltung für Fußboden-Massage

Egal ob Sie auf einem Tisch oder dem Fußboden massieren – korrekte Haltung ist wichtig.

AROMATHERAPIE

Effleurage

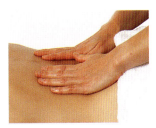

Diese streichende Bewegung werden Sie am häufigsten brauchen, denn sie ist der wichtigste Massagegrundgriff, der ganz wesentlich zur Entspannung beiträgt. Streichen Sie Ihrem Massagepartner einige Male über die Haut, bevor Sie das Öl auf die Hände geben, damit ein erster Kontakt hergestellt ist.

TIP
Die beste Wirkung erzielen Sie wenn Sie beim Aufwärtsstreichen in Richtung Herz etwas fester aufdrücken, in der Gegenrichtung wieder nachgeben. Soviel Öl verwenden, daß Ihre Hände leicht über die Haut gleiten.

DER RÜCKEN
Eine gute Rückenmassage wirkt wie ein Wunder. Sie ist herrlich entspannend und kann Streß und schmerzhafte Muskelverspannungen lösen.

SCHRITT 1
Die Hände flach auf den unteren Rücken des Massagepartners legen.

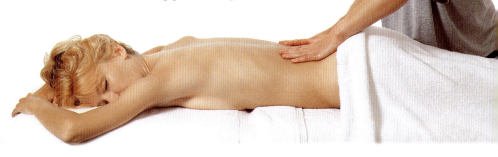

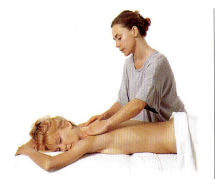

SCHRITT 2
Mit beiden Händen rechts und links entlang der Wirbelsäule hinaufstreichen. Dann die Hände zu den Schultern hin führen und an den Seiten wieder hinabstreichen.

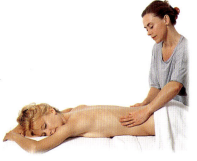

SCHRITT 3
Beim Zurückstreichen entlang der Seiten nicht zu stark aufdrücken. Beide Hände kommen wieder zum Ausgangspunkt zurück. Streichbewegung mehrmals wiederholen.

BAUCHREGION
Effleurage läßt sich auch in der Bauchregion sehr gut praktizieren. Dabei immer im Uhrzeigersinn vorgehen: Eine Hand beschreibt einen vollen Kreis und bleibt ständig in Berührung mit der Haut des Massagepartners, während die andere einen Halbkreis ausführt. Beide Hände liegen über Kreuz, wenn der volle Kreis geschlossen ist.

BEINE

Sanfte Streichbewegungen fördern die Durchblutung und bringen Blut und Nährstoffe in die Beine. Auch der Lymphfluß wird angeregt.

VORSICHT
Über dem Knie keinen Druck anwenden.

DIE ARME

Eine Armmassage löst Verkrampfungen und kann ein Gefühl der tiefen Entspannung fördern.

Zur Effleurage an den Armen die Hand des Massagepartners mit einer Hand festhalten und mit der anderen den Arm auf- und abstreichen. Achten Sie auf die Spannung von Ober- oder Unterarm. In der Ellbogenregion nur sehr sanfte Streichbewegungen ausführen.

SCHRITT 1
Mit beiden Händen an einem Fuß beginnen, die Finger zeigen nach innen. Die Hände langsam das Bein hinaufgleiten lassen, dabei rechts und links des Knochens leichten Druck anbringen.

SCHRITT 2
Beide Hände bis zur Hüfte hinaufführen. Die Hände auffächern und rechts und links des Beines wieder abwärts streichen.

SCHRITT 3
Sind die Hände wieder in der Ausgangsposition, die Streichbewegung noch einige Male wiederholen.

Kneten

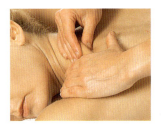

Diese Bewegung löst Anspannungen im Nackenbereich und tut auch den Rückenseiten sowie den Oberschenkeln und Waden gut. Diese Technik läßt auch tieferliegende Muskeln entspannen und verbessert die Blutzirkulation, was die Ausscheidung von Giftstoffen beschleunigt.

SCHRITT 1
Hände flach auf die Haut legen, beide Ellbogen weisen nach außen, die Fingerspitzen nach innen.

DREHEN

Diese Technik ergänzt die einfache Knetbewegung um eine leichte Drehung, so daß der Griff tiefer und noch stimulierender wirkt. Die Hände nebeneinander auf den zu massierenden Körperteil legen. Das Gewebe mit beiden Händen greifen und in entgegengesetzte Richtungen arbeiten – so als ob Sie ein Handtuch auswringen.

VORSICHT
An weniger fleischigen Körperstellen weniger fest und nur mit den Fingerspitzen kneten.

SCHRITT 2
Mit einer Hand vorsichtig das Gewebe greifen und in Richtung der anderen Hand drücken.

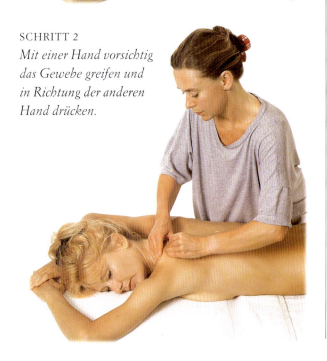

SCHRITT 3
Das Gewebe loslassen und mit der anderen Hand die Bewegung an gleicher Stelle wiederholen. Mit beiden Händen abwechselnd rhythmisch greifen und lösen; sobald die eine losläßt, greift die andere nach.

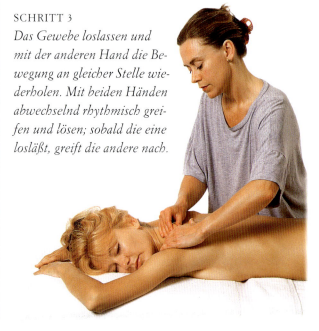

Daumendruck

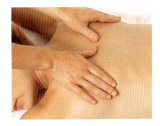

Tiefer, direkter Daumendruck oder Petrissage genannte Kreisbewegungen entspannen die kräftigen Muskelpartien rechts und links der Wirbelsäule, an den Schultern und auf den Beinrückseiten auf wohltuende Weise.

SCHRITT 1
Beide Daumen auflegen und mit dem eigenen Körpergewicht sanften Druck ausüben. Diesen abwechselnd langsam verstärken und zurücknehmen.

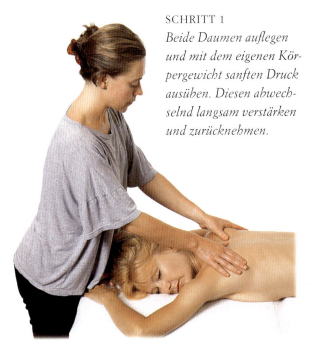

SCHRITT 2
Wie in Schritt 1 beschrieben beginnen. Dann mit den Daumenballen kleine, feste Kreisbewegungen ausführen, so daß die Haut gegen das darunterliegende Muskelgewebe verschoben wird.

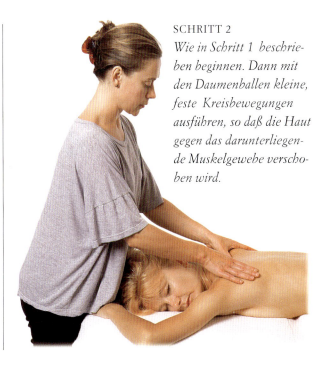

PROBLEMZONEN

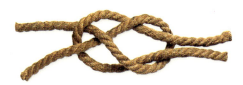

Beim Massieren werden Sie Stellen finden, an denen der Körper Ihres Massagepartners extrem verspannt und besonders empfindlich ist, sogar Gewebeverhärtungen spürbar sind. Solche »Knoten« sind zusammengezogene Muskeln oder Toxine, die noch im Gewebe festsitzen. Drücken Sie direkt auf diese Punkte oder kneten Sie um sie herum. Nicht zu stark und nicht zu plötzlich, sonst verstärken sich die Verspannungen.

KITZLIGE STELLEN

Kitzlige Stellen weisen auf nervöse Verspannungen hin. Verstärken Sie an diesen Stellen den Druck leicht oder massieren Sie zuerst die Umgebung und dann den kitzligen Bereich, der sich bis dahin entspannt haben sollte.

VORSICHT
Wirbelsäule und Knie niemals direkt massieren.

Beginn der Massage

Sind die richtigen Aromaöle ausgewählt und der Raum ist vorbereitet, kann sich Ihr Massagepartner bis auf den Slip ausziehen. Mischen Sie inzwischen die Essenzen in einem kleinen Schälchen mit dem Basisöl. So können Sie später Massageöl mit einer Hand nachgießen, während Sie mit der anderen Körperkontakt zum Partner halten.

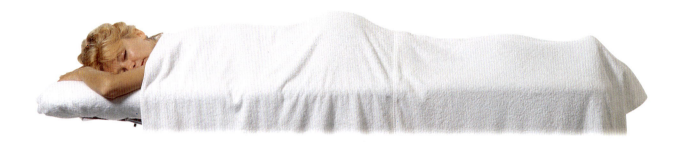

Bevor Sie mit der Massage anfangen, reiben Sie Ihre Hände, um Sie gegebenenfalls anzuwärmen. Liegt Ihre Massagepartnerin richtig und ganz mit Handtüchern abgedeckt, legen Sie Ihre Hände auf seinen oder ihren Rücken oder die Fußsohlen und atmen Sie tief durch. Denken Sie einen Augenblick lang darüber nach, welches Gefühl Sie Ihrem Massagepartner übermitteln möchten. Dann decken Sie den Körperteil, der als erster behandelt werden soll, auf und gießen sich etwas Öl auf die Hände. Sie werden sehr bald merken, wieviel Öl Sie benötigen, damit Ihre Hände leicht über die Haut gleiten. Zu viel ist besser als zu wenig, überschüssige Mengen können Sie notfalls am Handtuch abtupfen – was Sie sowieso jedesmal tun, bevor Sie sich einer neuen Körperregion zuwenden. Der erste direkte Kontakt zum Massagepartner sollte sehr sanft ausfallen. Ein zu abrupter Beginn kann den anderen regelrecht erschrecken. Als erstes mit der Effleurage-Technik das Öl gleichmäßig verteilen und dann mit einer Kombination aus Effleurage, Kneten und Petrissage nacheinander die einzelnen Körperregionen behandeln. Sobald Sie etwas Erfahrung haben, werden Sie merken, daß gerade Experimentieren großen Spaß macht. Eine feste, starke Massage wirkt eher kräftigend und anregend, während sanfte, langsame Bewegungen vollständig entspannen helfen. Wechseln Sie sich mit Ihrem Massagepartner von Mal zu Mal ab, damit Sie auch erfahren, wie sich die Massage anfühlt. Wenn Sie häufig massieren, nimmt Ihre Kraft automatisch zu, massieren Sie selten, können Sie die Handmuskulatur zusätzlich mit Bällen trainieren.

OBEN: *Der Massagepartner muß bequem liegen und ganz mit Handtüchern bedeckt sein.*

UNTEN: *Fragen Sie Ihren Partner vor jeder Massage, was er oder sie besonders gerne hätte.*

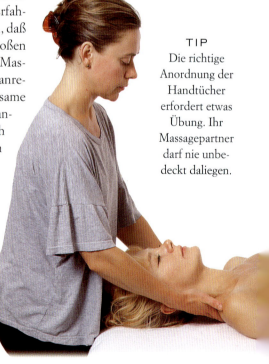

TIP
Die richtige Anordnung der Handtücher erfordert etwas Übung. Ihr Massagepartner darf nie unbedeckt daliegen.

Reihenfolge der Massagegriffe

Es gibt keine richtige oder falsche Reihenfolge, aber die meisten Aromatherapeuten beginnen eine Ganzkörpermassage mit dem Rücken. Der Rücken eignet sich deshalb, weil er eine große Fläche bietet und viele Menschen gerade im Schultergürtel oder im Kreuz besonders verspannt sind. Fragen Sie Ihre/n Partner/in vor Beginn der Massage, ob ihm oder ihr warm genug ist und ob er oder sie sich wohlfühlt.

REIHENFOLGE

Die ideale Massagereihenfolge ist:
1. Rücken, 2. Rückseite der Beine, Umdrehen, 3. Vorderseite der Beine, 4. Arme, 5. Bauch, Brust, 6. Nacken, 7. Kopfhaut und 8. Gesicht.

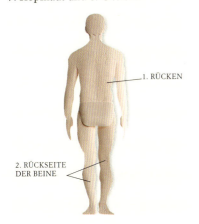

1. RÜCKEN
2. RÜCKSEITE DER BEINE

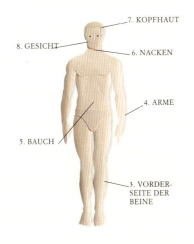

7. KOPFHAUT
8. GESICHT
6. NACKEN
4. ARME
5. BAUCH
3. VORDERSEITE DER BEINE

SCHRITT 1

Am besten beginnt man eine Massage mit entspannender Effleurage am Rücken des Partners. Sie werden bemerken, daß sich Ihr Partner fast augenblicklich entspannt und die Behandlung genießt.

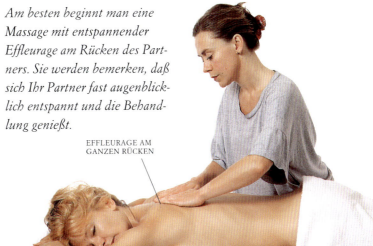

EFFLEURAGE AM GANZEN RÜCKEN

SCHRITT 2

Die Beine entweder nacheinander aufdecken oder, sofern es warm genug ist, auch beide gleichzeitig.

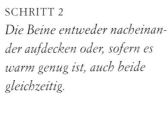

KNETEN DER WADEN

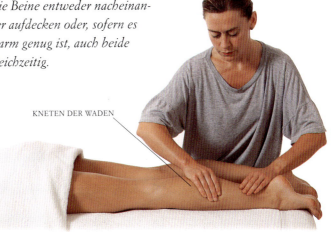

SCHRITT 3

Bei der Vorderseite der Beine vor allem die Schenkel kneten und streichen und auch die Füße nicht vergessen. Die Knöchel umkreisen, die Zehen einzeln durchkneten, und an Sohle und Fußrücken mit den Daumen entlangstreichen.

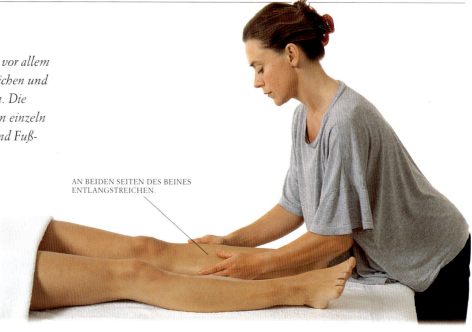

AN BEIDEN SEITEN DES BEINES ENTLANGSTREICHEN.

TIP
Verlassen Sie sich beim Massieren auf Ihren Instinkt: Tun Sie einfach das, von dem Sie glauben, daß es Ihr Massagepartner mag.

SCHRITT 4

Nun nacheinander beide Arme massieren. Für die Behandlung des Oberarms die Hand des Massagepartners fassen und anheben. Die Handgelenksinnenseite mit dem Daumen behandeln.

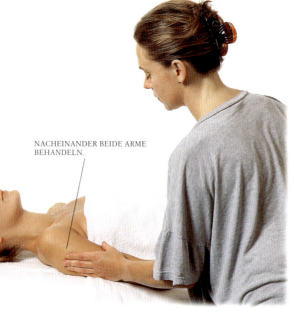

NACHEINANDER BEIDE ARME BEHANDELN.

SCHRITT 5

Den Bauch ausschließlich im Uhrzeigersinn massieren, da in dieser Richtung der Verdauungsprozeß abläuft. Machen Sie mit den Fingerspitzen sanfte Kreisbewegungen um den Nabel Ihres Massagepartners. Denken Sie daran, daß gerade diese Region besonders empfindlich ist.

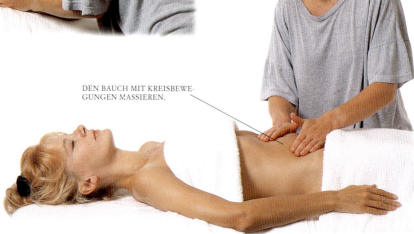

DEN BAUCH MIT KREISBEWEGUNGEN MASSIEREN.

DIE KUNST DER MASSAGE

SCHRITT 6

Die Hände unter den Nacken Ihres Massagepartners schieben und die Massage von dort beginnen oder den Kopf vorsichtig anheben, in eine Hand legen und mit der anderen Hand die freiliegende Halsseite behandeln. In dieser Haltung können Sie auch den Nacken mit den Fingerspitzen massieren.

TIP
Vorsichtig massieren, damit kein Öl in die Augen Ihres Massagepartners gelangt.

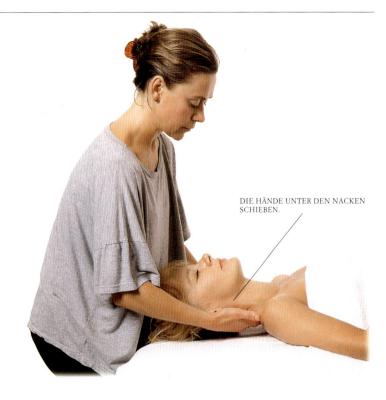

DIE HÄNDE UNTER DEN NACKEN SCHIEBEN.

SCHRITT 7

Vor Beginn der Gesichtsbehandlung die Kopfhaut über der Stirn leicht massieren. Dann mit Effleurage über Stirn und um das Kinn streichen. Mit dem Mittelfinger leichte Petrissage- Bewegungen um die Wangenknochen und rechts und links der Mundwinkel ausführen.

MASSAGEKURSE

Sobald Sie die Grundgriffe beherrschen, empfiehlt sich der Besuch eines kurzen Massagekurses, wo ein qualifizierter Lehrer Ihre Technik verbessert. Vielleicht bekommen Sie sogar Lust, sich selbst zum Aromatherapeuten ausbilden zu lassen und anderen die Wohltat dieser Kunst zu vermitteln.

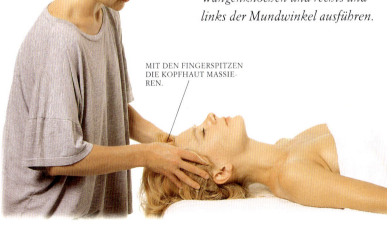

MIT DEN FINGERSPITZEN DIE KOPFHAUT MASSIEREN.

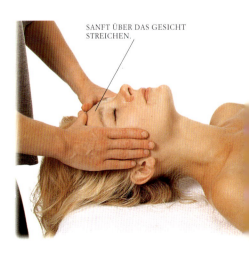

SANFT ÜBER DAS GESICHT STREICHEN.

SCHRITT 8

Zum Abschluß der Massage beide Hände leicht auf dem Kopf des Partners, über den Ohren oder auf seinen Schultern ruhen lassen.

DAS WICHTIGSTE IN KÜRZE

- **Massagen** sollten immer wohltuend und entspannend sein. Fragen Sie Ihre Massagepartner/in, was er oder sie als besonders angenehm bzw. unangenehm oder gar schmerzhaft empfunden hat.

- **Das Wichtigste** bei einer Massage ist der Rhythmus. Gefühlvolle Rhythmenwechsel während der Behandlung können regelrechte Entspannungswellen auslösen.

- **Nach Beginn** der Massage sollte der Kontakt zwischen Ihnen und Ihrem Massagepartner nie abreißen. Lassen Sie deshalb immer eine Hand auf dem Körper liegen. Eine gute Massage wird wie eine einzige Streichbewegung empfunden.

- **Verändern** Sie den Druck. Am besten sanft anfangen, dann je nach Körperregionen den Druck steigern und zum Abschluß wieder zurücknehmen. Scheuen Sie sich nicht, an muskulösen Stellen wie Oberschenkel oder Po starken Druck (mittels Körpergewicht) auszuüben.

- **Konzentrieren** Sie sich voll auf die Massage. Lassen Sie Ihre Gedanken nicht abschweifen und fangen Sie keine Unterhaltung an. Wenn Ihr Partner dies tut, ist es in Ordnung, aber ermutigen sie ihn nicht. Am besten konzentrieren Sie sich beide voll auf die entspannende Massage.

- **Vergessen** Sie während der Massage nicht das Atmen. Wenn man etwas Neues tut und sich stark darauf konzentriert, kann es geschehen, daß man unbewußt den Atem anhält. Achten Sie auch auf die Atmung Ihres Massagepartners. Als Anfang und Abschluß einer Massage empfiehlt sich dreimaliges tiefes Durchatmen. Um herauszufinden, wie tief er oder sie atmet, passen Sie Ihren Atemrhythmus dem des anderen an – wie fühlen Sie sich? Sie können Ihren Partner vorsichtig auf seine Atmung hinweisen. Im Idealfall wird die Atmung des Massierten im Laufe der Behandlung automatisch tiefer und langsamer.

- **Eine Ganzkörpermassage** dauert in aller Regel rund 90 Minuten. Falls Sie nicht soviel Zeit haben, konzentrieren Sie sich auf einzelne Körperregionen, die eine Behandlung besonders brauchen. Ihr Massagepartner kann sie Ihnen nennen.

- **Nehmen Sie das Ganze** nicht zu ernst und verkrampfen Sie sich nicht. Wenn Sie vergessen haben, was als nächstes zu tun ist, massieren Sie einfach in wechselndem Rhythmus die gerade behandelte Körperregion weiter, bis Ihre Gedanken wieder fließen.

> **TIP**
> Gönnen Sie sich ab und zu einmal selbst eine Massage, gerade wenn Sie viel beschäftigt sind.

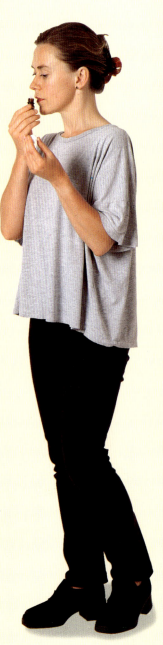

Der Behandelnde sollte eine Massage genauso intensiv erleben wie der Massierte.

> **LIEBEVOLLE BERÜHRUNG**
>
> Denken Sie daran, daß eine Massage ein Geschenk ist, von dem aber auch der Behandelnde profitiert. Jede Berührung ist ein Geben und ein Nehmen zugleich. Würde jeder Mensch dies ausüben, wäre die Welt harmonischer.

FRAGEN DER GESUNDHEIT

KEINE MASSAGE:

Massieren Sie niemals jemanden mit einer der folgenden Beschwerden:
- Bluthochdruck oder Herzprobleme, ansteckende Krankheit, Fieber oder erhöhte Körpertemperatur.
- Infektiöse Hauterkrankung, akute Entzündung oder gravierende Prellungen (blaue Flecken).
- Venenerkrankungen oder Thrombose.
- Akuten Schmerzen, vor allem wenn diese in Arme oder Beine hinabreichen. Treten plötzlich während der Massage Schmerzen auf, hören Sie sofort auf und raten Sie Ihrem Partner, einen Arzt zu konsultieren.

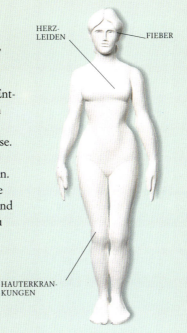

Bei bestimmten Krankheitsbildern sollte man auf Massagen verzichten.

HERZLEIDEN
FIEBER
HAUTERKRANKUNGEN

AUSSERDEM:
- Niemals Krampfadern massieren.
- Diabetiker und Personen mit stark erhöhtem oder sehr niedrigem Blutdruck nur behandeln, wenn deren Arzt einverstanden ist.
- Epileptiker nur dann massieren, wenn Sie beide damit umgehen können, sollte während der Behandlung ein Anfall auftreten.
- Schwangerschaft *siehe unten*.

VORSICHT

Führen Sie keine Massagebehandlung durch, wenn Sie sich unwohl fühlen, kraftlos sind oder Sie gerade eine schwere Mahlzeit verzehrt haben.

MASSAGE WÄHREND DER SCHWANGERSCHAFT

Ab dem vollendeten vierten Monat kann eine Massage Schwangeren wunderbare Entspannung bringen. Vor diesem Zeitpunkt wird jedoch von einer Behandlung abgeraten. Eine schwangere Frau wird ungerne auf dem Bauch liegen, Sie müssen also etwas improvisieren. Lagern Sie sie mit Hilfe vieler Kissen so bequem wie möglich und behandeln Sie dann einfach die Körperregionen, die Sie problemlos erreichen. Entspannende Rückenmassagen sind möglich, wenn sich die werdende Mutter umgekehrt auf einen geraden Stuhl setzt und die Arme auf der Lehne abstützt.

VORSICHT

In den ersten vier Schwangerschaftsmonaten Massagen vermeiden.

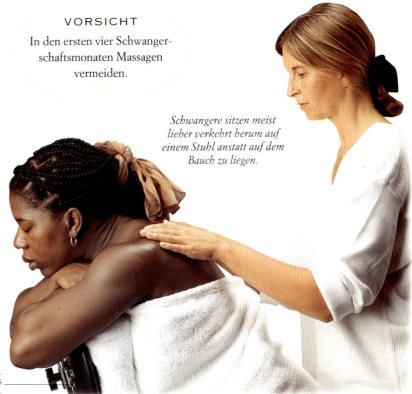

Schwangere sitzen meist lieber verkehrt herum auf einem Stuhl anstatt auf dem Bauch zu liegen.

AUF DER RÜCKENLEHNE EINES STUHLES ABSTÜTZEN.

36 Ätherische Öle

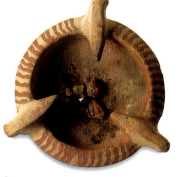
WEIHRAUCH

In diesem Teil des Buches finden Sie ausführliche Informationen zu den 36 meistverwendeten Aromaölen. Jeder Eintrag beginnt mit einer farbigen Abbildung und einer Kurzbeschreibung der Pflanze, aus der die Essenz gewonnen wird, dazu eine Karte mit den Hauptverbreitungsgebieten. In einem blauen Kasten werden die wichtigsten Eigenschaften jedes Öls sowie seine Gewinnungsmethode, chemische Inhaltsstoffe, Duftnote und eine Auflistung anderer Öle, mit denen Mischungen empfohlen werden, aufgeführt. Viele Aromaöle und die Pflanzen, aus denen man sie gewinnt, werden seit Menschengedenken in der Volksmedizin genutzt und haben Eingang in die Mythen- und Märchenwelt gefunden. Unter »Kulturgeschichtliches« sind diese Traditionen aufgelistet. Der Kasten »Wirkungen« verweist auf die therapeutischen Eigenschaften des ätherischen Öls in körperlicher, geistiger und seelischer Hinsicht.

Aromaöle sind vielseitig verwendbar, und die Symbole (Legende s. S. 47) im Kasten »Anwendungen« verweisen auf die geeignetsten Anwendungsmethoden jeder Essenz. Bewußt und richtig angewandt, sind Aromaöle kraftvolle Heilmittel, deren wohltuende Wirkung in falschen Händen oder bei grob fahrlässiger Handhabung aber auch ensprechend ins Negative umschlagen kann. Beachten Sie deshalb bitte unbedingt die Warnhinweise, die bei bestimmten Ölen auf Gefahren aufmerksam machen!

Farbabbildungen der 36 beschriebenen Pflanzen erleichtern die Bestimmung.

ÄTHERISCHE ÖLE

Aufbau dieses Kapitels

Sämtliche Aromaöle werden aus Pflanzen gewonnen. Dieses Kapitel listet die Pflanzen der bekanntesten Essenzen auf, und zwar in der Reihenfolge ihrer wissenschaftlichen (lateinischen) Namen. Ist Ihnen dieser nicht vertraut, schlagen Sie einfach im Register unter dem deutschen (volkstümlichen) Namen nach, wo Sie die entsprechende Seitenzahl finden. Jeder Eintrag ist nach demselben Schema aufgebaut (siehe unten), so daß Sie die gewünschten Informationen rasch finden sollten.

LEGENDE DER ANWENDUNGSMETHODEN

Es gibt verschiedene Verfahren, Öle anzuwenden. Im Kasten »Anwendungen« finden Sie die entsprechenden Symbole.

MASSAGE   BAD   KOMPRESSE

INHALATION   DUFTLAMPE   ERSTE HILFE

Der Übersichtlichkeit halber sind alle Einträge identisch aufgebaut. Auf der linken Seite finden Sie eine allgemeine Einführung, eine Beschreibung der Pflanze mit Verbreitungskarte sowie die Eigenschaften des ätherischen Öls und die Gewinnungsmethode. Die rechte Seite informiert über kulturgeschichtlich Interessantes sowie konkrete Anwendungsbereiche und Wirkungen des Aromaöls.

Anwendungsbereiche zu Hause. Symbole verweisen auf die effektivsten Methoden.

Hier wird nach körperlichen (auf der Haut) und geistig-seelischen Wirkungen unterschieden.

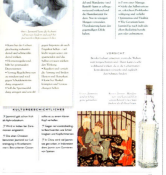

Farbabbildung der Pflanze in ihrem natürlichen Lebensraum

Historische Fakten, Mythen und traditionelle Anwendungsbereiche

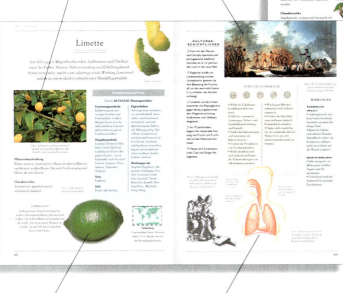

Detailaufnahme des Pflanzenteils, aus dem das Öl gewonnen wird.

Eine Zeichnung illustriert Wirkung und Anwendungsbereich des Aromaöls.

EIGENSCHAFTEN DER AROMAÖLE

Man hat herausgefunden, daß bestimmte chemische Bestandteile in einer Reihe von Ölen mit verwandten Eigenschaften vorkommen und daß Öle derselben botanischen Familie ähnliche Wirkungen zeigen. Von den insgesamt 21 Pflanzenfamilien, die die Aromatherapie kennt, sind 16 in diesem Buch vertreten. Eine genauere Erläuterung der bei den Einträgen benutzten (medizinischen) Begriffe finden Sie im Glossar auf Seite 138.

Schafgarbe
ACHILLEA MILLEFOLIUM

Diese alte Arzneipflanze wird in vielen Kulturen als heilig verehrt. Die Druiden sagten aus Schafgarben das Wetter voraus, und in China verwendet man ihre Stiele bis heute für das I-Ging-Orakel. Die Schafgarbe wirkt wohltuend auf Kreislauf und Verdauungstrakt und hat eine lange Tradition als Wundheilmittel.

SCHAFGARBENBLATT

Die heilende Schafgarbe gedeiht am besten an einem sonnigen Platz.

EIGENSCHAFTEN

Familie **COMPOSITAE (Korbblütler)**

Gewinnungsmethode
Wasserdampfdestillation aus getrockneten Blütenköpfen

Hauptbestandteile
Borneol (Alkohol); Cineol (Oxid); Azulen (Sesquiterpen); Limonen, Pinen (Terpene)

Note
Kopfnote

Duft
Süß und würzig

Eigenschaften
Antirheumatisch, antiseptisch, appetitanregend, blähungswidrig, blutdrucksenkend, blutstillend, entzündungshemmend, fiebersenkend, gefäßtonisierend, harntreibend, krampflösend, magenstärkend, menstruationsregulierend, schleimlösend, verdauungsfördernd

Mischungen mit
Angelika/Engelwurz, Kiefer, Melisse, Muskatellersalbei, Römischer Kamille, Rosmarin, Vetiver, Wacholder, Zeder

Pflanzenbeschreibung
Mehrjährige, bis 1 m hohe Staude mit fiederschnittigen Blättern und weiß-rosa, dicht stehenden Blüten.

Charakteristika
Ausgleichend, krampflösend, hormonregulierend. Gutes Nerventonikum. Kann geringfügig erhöhten Blutdruck normalisieren.

VORSICHT
In hoher Dosierung kann Schafgarbe Kopfschmerzen und Hautreizungen auslösen. Ein sehr starkes Öl, während der Schwangerschaft meiden.

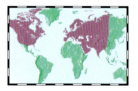

Verbreitung
Europa, westliches Asien, Nordamerika

Die Schafgarbe wird bis 1 m hoch. Vom Sommer bis Herbst erscheinen kleine, weiße oder rosa getönte Blütenköpfchen.

KULTURGESCHICHTLICHES

🌿 Der griechische Held Achilles soll Schafgarbe während des Trojanischen Krieges als Heilkraut verwendet haben. Daher der lateinische Gattungsname.

🌿 In Schottland diente die Pflanze als Talisman, weil sie angeblich böse Geister fernhält.

🌿 Im alten China wurde die Schafgarbe als eine heilige Pflanze verehrt, und noch heute benutzt man ihre Stiele für das I-Ging-Orakel.

🌿 In der chinesischen Medizin verkörpert sie die Harmonie der beiden gegensätzlichen Kräfte Yin und Yang, die für hell und dunkel, warm und kühl, wechselhaft und beständig usw. stehen.

🌿 Schafgarbenessenz soll die Ausgewogenheit von Körper und Geist unterstützen und die intuitiven Kräfte fördern.

🌿 Früher legten junge Mädchen die Pflanze unter ihr Kopfkissen, weil sie glaubten, daß ihnen dann im Traum ihr Zukünftiger erschiene.

🌿 Die alten Germanen benutzten sie als Wundheilungsmittel und behandelten damit vor allem Kriegsverletzungen.

🌿 Dem Volksglauben zufolge ist Schafgarbe eine sehr vielseitige Heilpflanze und soll auch bei Lungenkrebs, Epilepsie, Hysterie und Diabetes helfen.

🌿 In Norwegen verwendet man sie gegen Rheumatismus.

🌿 In Schweden wird sie dem Bier zugesetzt.

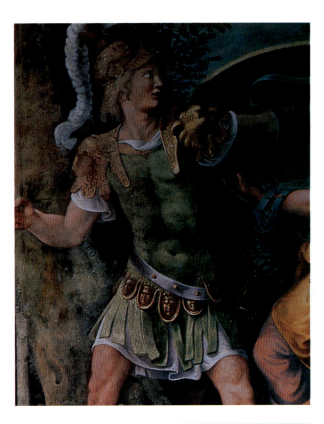

Achilles, Held der Ilias, soll mit Schafgarbe Kriegsverletzungen geheilt haben.

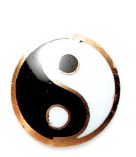

LINKS: *In China repräsentiert die Schafgarbe Harmonie, dargestellt im Symbol von Yin und Yang.*

WIRKUNGEN

KÖRPERLICH (HAUT)

• Wirkungsvolles Tonikum und Stärkungsmittel für die Kopfhaut
• Fördert das Haarwachstum.
• Unterstützt den natürlichen Heilungsprozeß bei (Schnitt-)Wunden, Verletzungen, Ekzemen und Geschwüren.

GEISTIG-SEELISCH

• Muntert auf.
• Kann streßbedingte Beschwerden lindern, vor allem durch leichtes Absenken des Blutdrucks.
• Fördert erholsamen Schlaf.

ANWENDUNGEN

• Als allgemeines Stärkungsmittel, das auf das Knochenmark wirkt und die Produktion von Blutkörperchen anregt.
• Kann leicht erhöhten Blutdruck normalisieren.
• Gegen Krampfadern, aber wegen Thrombosegefahr auf keinen Fall einmassieren.
• Wirkt regulierend bei unregelmäßiger oder starker Menstruation und hilft bei Entzündungen im Unterleib.
• Fördert die Verdauung und die Produktion von Verdauungssäften sowie die Aufnahme von Nährstoffen.
• Beruhigt einen nervösen Magen.
• Kann gegen Durchfall, Blähungen, Krämpfe und Koliken helfen.
• Unterstützt eine gesunde Perspiration, kann fiebersenkend wirken und einen klaren Kopf schaffen.
• Wirkt ausgleichend auf den Urinaltrakt und wird gegen Bettnässen eingesetzt.
• Lindert Muskel- und Kopfschmerzen.

Angelika (Engelwurz)

ANGELICA ARCHANGELICA

Vom Namen und auch in der Legende mit dem Erzengel Raphael verknüpft, steht die Engelwurz in enger Beziehung zur christlichen Kirche und gilt von alters her als Schutzkraft gegen das Böse. Teile der Pflanze finden als Schmerzmittel und zur Stärkung des Immunsystems Verwendung.

ENGEL-WURZÖL

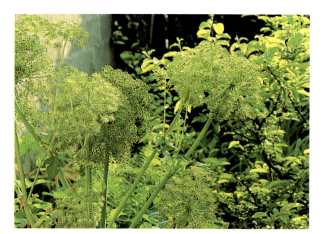

Die großen, glänzend hellgrünen Blätter der Engelwurz wirken regelrecht tropisch.

EIGENSCHAFTEN

Familie **APIACEAE** (Doldengewächse)

Gewinnungsmethode
Wasserdampfdestillation aus Wurzeln, Wurzelstock, Früchten und Samen

Hauptbestandteile
Borneol, Linalool (Alkohole); Bergapten (Lacton); Limonen, Phellandren, Pinen (Terpene)

Note
Basisnote

Duft
Erdig, süßlich, durchdringend

Eigenschaften
Appetitanregend, blutreinigend, fiebersenkend, harntreibend, krampflösend, leberwirksam, magenstärkend, nervenstärkend, schleimlösend, schweißtreibend

Mischungen mit
Basilikum, Geranium, Grapefruit, Lavendel, Mandarine, Muskatellersalbei, Patchouli, Röm. Kamille, Vetiver, Zitrone

Pflanzenbeschreibung
Große, behaarte Pflanze mit farnartigen Blättern und grün-weißen Blütendolden

Charakteristika
Anregend, aufbauend, beruhigend, kräftigend, reinigend, stimmungshebend

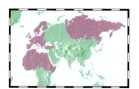

Verbreitung
Anbau in Belgien, Ungarn und Deutschland. Heimisch in Nordafrika, Europa und Sibirien. Erstmals im 16. Jahrhundert erwähnt.

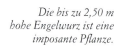

Die bis zu 2,50 m hohe Engelwurz ist eine imposante Pflanze.

ANGELIKA (ENGELWURZ)

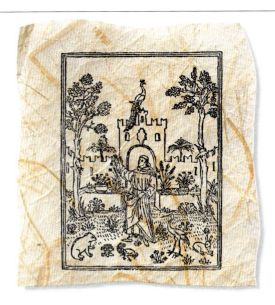

KULTURGESCHICHTLICHES

🕊 Engelwurz wurde bei Ritualen verwendet. Den gelben Wurzelsaft fügte man – zum Schutz gegen die Kräfte des Bösen – Heilmitteln bei.

🕊 Sie wurde in Klostergärten angebaut und heißt im Volksmund auch Heiliggeistwurz oder Erzengelwurz.

🕊 Eine Legende berichtet, daß im 10. Jahrhundert der Erzengel Raphael einem Mönch im Traum erschien und ihn auf die heilsamen Kräfte der Pflanze hinwies, die daraufhin unter anderem gegen die Pest eingesetzt wurde.

🕊 Engelwurz wird den Likören Chartreuse und Benediktiner beigegeben und ist auch Bestandteil von Gin und Parfüms.

🕊 Kandierte Engelwurz ist als Kuchendekoration beliebt.

ANWENDUNGEN

- Inhalationen mit Engelwurz helfen bei Schwindel, Übelkeit und verstopfter Nase sowie gegen Husten, fiebrige Erkältungen, chronische Bronchitis und Brustfellentzündung.
- Kann bei Magenverstimmung, Blähungen, Übelkeit und Koliken lindernd wirken.
- Regt das Immunsystem an, beschleunigt die Heilung von Wunden und Prellungen und lindert Gelenk- und Muskelschmerzen.
- Hilft dank seiner antiseptischen Eigenschaften und besonderen Wirkung auf den Urogenitaltrakt gegen Blasenentzündung und wird gegen rheumatische Entzündungen eingesetzt.
- Senkt den Harnsäurespiegel und eignet sich daher bei Arthritis, Gicht und Ischias.

LINKS OBEN: *Auch Heiliggeistwurz genannt, wurde Angelika in vielen Klostergärten angebaut.*

RECHTS: *Engelwurz regt das Immunsystem an und beschleunigt die Wundheilung.*

WIRKUNGEN

VORSICHT

Engelwurzöl kann phototoxisch wirken. Nach dem Gebrauch nicht in die Sonne gehen, da es sonst zu Hautreizungen kommen kann. Auch Schwangere und Diabetiker sollten diese Essenz besser meiden. Zu hoch dosiert wirkt sie narkotisierend und kreislaufschwächend.

KÖRPERLICH (HAUT)
- Gutes Hauttonikum. Kann bei verstopften Poren, Pickeln und auch Schuppenflechte helfen.

GEISTIG-SEELISCH
- Regt das Nervensystem an und kann Erschöpfungszustände und Streß mindern.
- Fördert ein Gefühl der Ausgewogenheit und kann bei schwierigen Entscheidungen helfen.
- Öffnet das Bewußtsein für höhere Energien und erleichert daher das Meditieren.

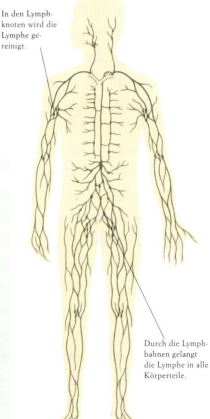

In den Lymphknoten wird die Lymphe gereinigt.

Durch die Lymphbahnen gelangt die Lymphe in alle Körperteile.

AROMATHERAPIE

Rosenholz
ANIBA ROSAEODORA

Bekannt aus der Parfümherstellung und Kunsttischlerei, ist Rosenholz auch ein kostbares Hautpflegeprodukt. Verwenden Sie es so wenig wie möglich, da seine Herstellung die Rodung der brasilianischen Regenwälder vorantreibt.

ROSENHOLZÖL

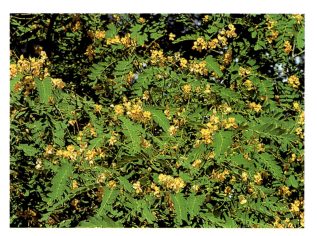

Rosenholz ist ein mittelgroßer immergrüner Baum aus den Regenwaldgebieten des Amazonas.

EIGENSCHAFTEN

Familie LAURACEAE (Lorbeergewächse)

Gewinnungsmethode
Wasserdampfdestillation aus Holzspänen

Hauptbestandteile
Geraniol, Linalool, Nerol, Terpineol (Alkohole); Cineol (Oxid); Dipentene (Terpene)

Note
Basisnote

Duft
Warm, würzig, süß, fruchtig-holzig

Eigenschaften
Anregend (Immunsystem), antidepressiv, antimikrobiell, aphrodisisch, baktericid, desodorierend, geweberegenerierend, insektenabwehrend, krampflösend, schmerzstillend, stärkend, zellfördernd

Mischungen mit
Atlaszeder, Geranium, Neroli, Patchouli, Rose, Rosmarin, Sandelholz, Weihrauch

Pflanzenbeschreibung
Tropischer immergrüner Baum mit rötlicher Rinde, rötlichem Holz und gelben Blüten

Charakteristika
Sehr entspannend, ohne einschläfernd zu wirken. Regt das Immunsystem an, wirkt erotisierend und ist ein ausgezeichnetes Hautpflegeprodukt

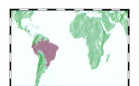

Verbreitung
Brasilien (dort als Jacaranda bekannt), Peru

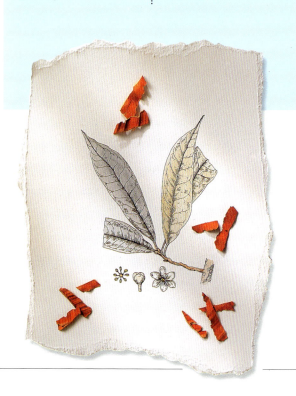

Rosenholzöl wird aus Holzspänen destilliert.

ANWENDUNGEN

- Regt das Immunsystem an und unterstützt den Körper im Kampf gegen Viren, Infektionen und chronische Erkrankungen.
- Nützlich bei Erkältungen und Fieber, gut bei Reizhusten.
- Lindert mit Übelkeit verbundene Kopfschmerzen.
- Gut gegen Jetlag.
- Wirkungsvolles Deodorant, da es die Schweißbildung reguliert.
- Insektenabwehrend
- Gutes Tonikum ohne speziell beruhigende oder anregende Wirkung

KULTURGESCHICHTLICHES

※ In der Parfümherstellung längst etabliert, ist Rosenholz in der Aromatherapie relativ neu.

※ Amazonas-Indianer schätzen es wegen seiner Heilkraft bei Wunden und Hautproblemen.

※ Französische Tischler fertigten aus Rosenholz kunstvolle Schränkchen und Vitrinen; häufig wurde es auch zu Besteckgriffen verarbeitet.

※ Heute wird das meiste Rosenholz nach Japan und in die USA exportiert, zur Herstellung von Eßstäbchen bzw. Möbeln.

※ Rosenholzbäume wachsen wild im brasilianischen Regenwald, weshalb Naturschützer den steigenden Bedarf an Holz und Öl mit Sorge betrachten. Zwar fordert die brasilianische Regierung inzwischen, daß für jeden gefällten Baum ein neuer gepflanzt wird, doch nutzt dies wenig, da gerodeter Primärurwald nie mehr nachwächst.

ESSTÄBCHEN

In Japan fertigt man aus Rosenholz Eßstäbchen.

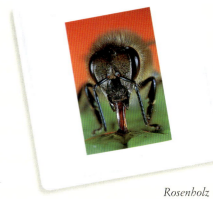

Rosenholz wirkt insektenabwehrend.

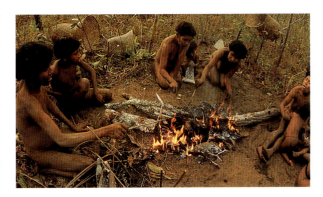

Amazonas-Indianer verwenden Rosenholz gegen Hauterkrankungen und zur Wundheilung.

WIRKUNGEN

KÖRPERLICH (HAUT)
- Zellfördernd und geweberegenerierend, daher gut gegen Akne, Narben und Falten sowie bei reifer Haut.
- Unterstützt den Heilungsprozeß bei offenen Wunden.
- Geeignet für trockene, empfindliche oder entzündete Hautpartien.

GEISTIG-SEELISCH
- Wirkt ausgleichend und stabilisierend auf das zentrale Nervensystem.
- Erbauend und belebend
- Wunderbar, wenn man sich elend, niedergeschlagen oder von Problemen überfordert fühlt, hilfreich bei nervöser Anspannung und sämtlichen streßbedingten Beschwerden.
- Macht den Kopf klar und stärkt das Nervenkostüm.
- Aphrodisiakum, das die Libido fördert. Kann bei seelisch bedingter Impotenz und Frigidität helfen.
- Wertvolle Meditationshilfe, da es beruhigt, ohne müde zu machen.

VORSICHT

Verwenden Sie Rosenholzöl mit Umsicht – seine Herstellung trägt zur Rodung des Amazonas-Regenwalds bei, der nach heutigen Erkenntnissen nicht wieder aufgeforstet werden kann.

Weihrauch

BOSWELLIA CARTERI

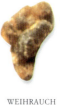
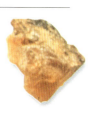

WEIHRAUCH

Einst mit Gold aufgewogen, gilt Weihrauch seit Jahrtausenden als kostbares Gut. Die katholische Kirche nutzt ihn als Räucherwerk, in der Aromatherapie wird er gegen eine Vielzahl von Beschwerden eingesetzt – von nervösen Störungen bis zu Harnwegsinfektionen.

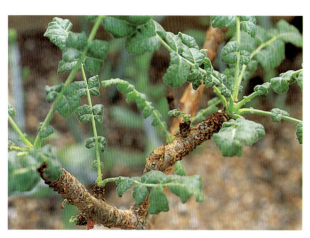

RECHTS: *Weihrauchöl wird durch Wasserdampfdestillation des Harzes gewonnen.*

Weihrauchbäume sondern ein natürliches Harz ab.

EIGENSCHAFTEN

Familie **BURSERACEAE** (Balsambaumgewächse)

Gewinnungsmethode
Wasserdampfdestillation aus dem Harz; wird aus natürlichen Rissen oder künstlichen Schnitten in die Rinde abgesondert.

Hauptbestandteile
Olibanol (Alkohol); Cadinen (Sesquiterpen); Camphen, Dipenten, Pinen, Phellandren (Terpene)

WEIHRAUCHÖL

Note
Basisnote

Duft
Warm, würzig. Lang anhaltend und sehr intensiv.

Eigenschaften
Adstringierend, antiseptisch, blähungswidrig, entzündungshemmend, harntreibend, menstruationsfördernd, narbenglättend, nervenberuhigend, schleimlösend, stärkend, uteruswirksam, verdauungsfördernd, wundheilend, zellregenerierend

Mischungen mit
Basilikum, Bergamotte, Geranium, Grapefruit, Kiefer, Lavendel, Limone, Mandarine, Melisse, Neroli, Patchouli, Sandelholz, Vetiver

Pflanzenbeschreibung
Kleiner Baum oder Strauch mit vielen gefiederten Blättern und weißen oder rosa Blüten

Charakteristika
Konservierend, stimmungshebend, wärmend. Ein gutes Öl zum Meditieren.

VORSICHT
Obwohl ungiftig und nicht hautreizend, sollte Weihrauch – wie jedes ätherische Öl – nur in geringen Mengen verwendet werden.

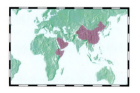

Verbreitung
Somalia, Äthiopien, China, Arabischer Raum

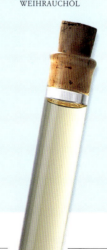

WEIHRAUCH

KULTURGESCHICHTLICHES

- Weihrauch wird seit mindestens 3000 Jahren verwendet.

- Viele Kulturen benutzten ihn als Räucherwerk, um sich die Götter gewogen zu machen, und er zählte zu den Geschenken der Weisen aus dem Morgenland an das Jesuskind.

- Einst wurde er gar mit Gold aufgewogen.

- In der katholischen Kirche wird noch heute Räucherwerk verwendet.

- Lange galt er geradezu als Allheilmittel und wurde in Krankenzimmern verbrannt, um Körper und Seele zu reinigen.

- Den alten Ägyptern diente er als Zusatz für Kosmetika und beim Einbalsamieren. Die Chinesen behandelten Tuberkulose der Lymphdrüsen und Lepra mit Weihrauch.

- Weihrauchöl wird auch Olibanum genannt, was soviel heißt wie Öl aus dem Libanon.

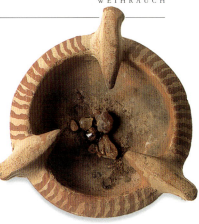

RECHTS: *Weihrauch wird seit Menschengedenken als Räucherwerk verwendet.*

LINKS MITTE: *Die Heiligen Drei Könige bringen dem Jesuskind Weihrauch als Geschenk dar.*

ANWENDUNGEN

- Wirkt besonders stark auf die Schleimhäute und reinigt Lunge und Atemwege.
- Kann bei Kurzatmigkeit helfen und vertieft die Atmung.
- Wegen seiner beruhigenden Eigenschaften wird das Öl häufig in Streßsituationen, z.B. bei einem Asthmaanfall inhaliert.
- Hilft gegen Magenverstimmung.

- Wirkt auf den Urogenitaltrakt und lindert die Beschwerden bei Blasenentzündung.
- Stärkt die Gebärmutter und kann starke Monatsblutungen regulieren helfen.
- Sehr wohltuend im Badewasser während Menstruation oder Schwangerschaft.
- Beruhigend und doch zugleich konzentrationsfördernd.

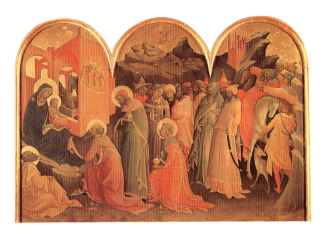

WIRKUNGEN

KÖRPERLICH (HAUT)
- Wunderbar für reifere Haut, da es stärkend und regenerierend wirkt.
- Die adstringierende Wirkung kann bei fetter Haut helfen.
- Kann die Wundheilung fördern.

GEISTIG-SEELISCH
- Hebt die Stimmung.
- Wirkt stärkend auf das Nervensystem, vertieft gleichzeitig die Atmung und beruhigt daher.
- Gibt in Zeiten der Verzweiflung wieder Mut und Zuversicht.
- Kann bei nervöser Anspannung und Angstgefühlen Linderung bringen.
- Hilft bei der Verarbeitung und Bewältigung der Vergangenheit und fördert das geistige und seelische Wachstum.
- Schafft eine Atmosphäre der Spiritualität und damit eine gute Voraussetzung für Meditation und Gebet.
- Bei der Verbrennung werden bewußtseinserweiternde Stoffe freigesetzt.

UNTEN: *Bei verstopfter Nase hilft das Inhalieren von Weihrauchöl, auf ein Taschentuch getropft.*

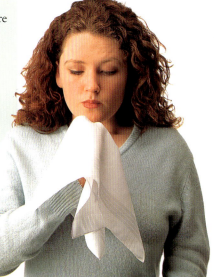

Ylang-Ylang

CANANGA ODORATA

Wegen seines herrlichen Duftes wird dieser Baum auch »Blume der Blumen« genannt. Im letzten Jahrhundert fertigte man aus Ylang-Ylang-Blüten ein beliebtes Haaröl. Die Essenz wirkt beruhigend und kann als »Riechsalz« der Aromatherapie bezeichnet werden.

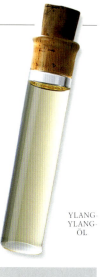

YLANG-YLANG-ÖL

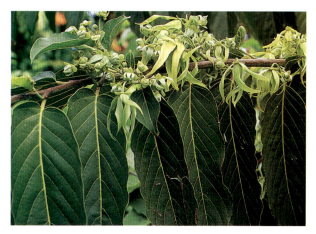

Der Ylang-Ylang-Baum wächst im tropischen Asien, vorwiegend in Indonesien und auf den Philippinen.

EIGENSCHAFTEN

Familie **ANNONACEAE** (Annonengewächse)

Gewinnungsmethode
Wasserdampfdestillation aus den frisch gepflückten Blüten. Es gibt verschiedene Öl-»Grade«, am hochwertigsten und teuersten ist das erste Destillat, das die Bezeichnung »extra« trägt. Die Hersteller destillieren das Pflanzenmaterial so lange, bis buchstäblich auch der letzte Tropfen Öl gewonnen ist.

Hauptbestandteile
Benzoesäure, Farnesol, Geraniol, Linalool (Alkohole); Benzylacetat (Ester); Eugenol, Safrol (Phenole); Cadinen (Sesquiterpen); Pinen (Terpen)

Note
Basisnote

Duft
Blumig-exotisch

Eigenschaften
Anregend (Durchblutung), antidepressiv, antiseborrhöisch, antiseptisch, erotisierend, beruhigend (nervlich), blutdrucksenkend, infektionshemmend, kräftigend, nervenstärkend

Mischungen mit
Bergamotte, Grapefruit, Jasmin, Lavendel, Melisse, Neroli, Patchouli, Rose, Rosenholz, Sandelholz, Zitrone. In Kombination mit anderen Essenzen verstärkt sich die Wirkung des Öls.

Pflanzenbeschreibung

Kleiner, immergrüner Tropenbaum mit weichem Holz, glänzendem Laub und rosa, malvenfarbenen oder gelben Blüten. Gelbe Blüten liefern das beste Öl.

Charakteristika

Aufmunternd, beruhigend, erotisierend, euphorisierend, nervenstärkend. Kann auch streß- oder schockbedingten erhöhten Blutdruck senken.

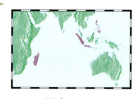

Verbreitung
Philippinen, Java, Sumatra, Madagaskar, Réunion

Der Ylang-Ylang-Baum wird bis 20 m hoch und trägt duftende rosa, malvenfarbige oder gelbe Blüten.

ANWENDUNGEN

- Senkt den Blutdruck und entspannt das zentrale Nervensystem.
- Kann bei Herzrhythmusstörungen Besserung bringen.
- Wirkt hormonregulierend und auf die Fortpflanzungsorgane.
- Kann nach einer Kaiserschnittgeburt psychisch und physisch unterstützend wirken.
- Hilft bei postnatalen Depressionen.
- Als innerlich wirkendes Antiseptikum wird es bei Magenbeschwerden und leichten Lebensmittelvergiftungen eingesetzt (verdampfen oder sanft in den Bauch einmassieren).

VORSICHT

Besser nicht auf entzündete oder gereizte Hautpartien auftragen. Überdosiert, kann es Kopfschmerzen und Übelkeit hervorrufen.

KULTURGESCHICHTLICHES

- Der Name heißt übersetzt »Blume der Blumen« und leitet sich vom malayischen »alang ilang« ab, was soviel bedeutet wie Blüten, die sich im Wind wiegen.
- Ylang-Ylang wird auch Parfümbaum genannt.
- Im pazifischen Raum wird die mit Kokos gemischte Essenz als Haaröl, Körperlotion sowie gegen Fieber und Entzündungen eingesetzt.
- War Bestandteil eines früher sehr beliebten Haaröls.
- In Indonesien ist es Sitte, das Bett eines jungvermählten Paares mit Ylang-Ylang-Blüten zu bestreuen.
- Anfang des 20. Jahrhunderts entdeckte man die Wirkung des Öls gegen Malaria, Typhus und Infektionen im Bauchraum sowie seine beruhigende Wirkung auf das Herz.

WIRKUNGEN

KÖRPERLICH (HAUT)
- Normalisiert die Talgproduktion und eignet sich daher für fette und trockene Haut gleichermaßen.
- Kopfhauttonikum, das das Haarwachstum anregen kann.

GEISTIG-SEELISCH
- Sehr wohltuend bei seelischen oder körperlichen Problemen, die von mangelndem Selbstvertrauen herrühren.
- Beruhigt bei Hysterie und reguliert den Adrenalinspiegel.
- Gut gegen Panik und Ängste; macht Mut, sich Herausforderungen zu stellen.
- Beruhigt bei Ärgernissen und Frustration.
- Wirkt erotisierend und zerstreut Sorgen.
- In Erste-Hilfe-Fällen direkt am Fläschchen riechen (wie Riechsalz); gehen die Symptome aber nicht bald völlig zurück, besser einen Arzt konsultieren.

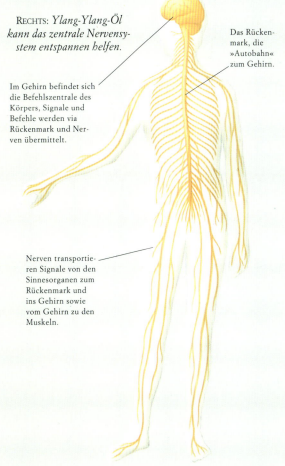

RECHTS: *Ylang-Ylang-Öl kann das zentrale Nervensystem entspannen helfen.*

Im Gehirn befindet sich die Befehlszentrale des Körpers, Signale und Befehle werden via Rückenmark und Nerven übermittelt.

Das Rückenmark, die »Autobahn« zum Gehirn.

Nerven transportieren Signale von den Sinnesorganen zum Rückenmark und ins Gehirn sowie vom Gehirn zu den Muskeln.

AROMATHERAPIE

Atlaszeder

CEDRUS ATLANTICA

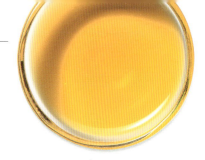

ATLAS-
ZEDERN-ÖL

ZEDERNZAPFEN

Als Baustoff überaus geschätzt, wurde das Holz der Atlaszeder schon im alten Ägypten auch für Kosmetika, Parfüms und zum Einbalsamieren verwendet. Atlaszeder wird mit Spiritualität verbunden und in tibetischen Tempeln bis heute als Räucherwerk benutzt.

Der Baum ist im Atlasgebirge (Algerien) heimisch, das ätherische Öl kommt jedoch vorwiegend aus Marokko.

Pflanzenbeschreibung

Ein immergrüner, pyramidenförmiger Baum von majestätischer Gestalt. Das Holz verströmt aufgrund seines hohen Gehalts an ätherischem Öl stark aromatischen Geruch.

Charakteristika

Antidepressiv, erotisierend, stimmungshebend, stärkend. Hilft bei Haarausfall und Blasenentzündung. Unterstützt beim Meditieren.

Die immergrüne Atlaszeder wird bis 35 m hoch.

VORSICHT

Das Öl ist ungiftig und nicht hautreizend, sollte während der Schwangerschaft aber dennoch gemieden werden.

EIGENSCHAFTEN

Familie **PINACEAE** (Kieferngewächse)

Gewinnungsmethode
Wasserdampfdestillation aus dem Holz. In kleinen Mengen werden auch ein Resinoid und eine Absolue hergestellt.

Hauptbestandteile
Cedrol (Alkohol); Cadinen, Cedren, Cedrenol (Sesquiterpene)

Note
Basisnote

Duft
Wie trockenes Sandelholz mit Terpentin; ein bißchen wie ein frisch gespitzter Bleistift.

Eigenschaften
Adstringierend, antiseborrhöisch, antiseptisch, erotisierend, durchblutungsfördernd, fäulniswidrig, harntreibend, hautpflegend, insektenabwehrend, nervenberuhigend, pilztötend, schleimlösend, stärkend

Mischungen mit
Bergamotte, Jasmin, Lavendel, Muskatellersalbei, Neroli, Römischer Kamille, Rose, Rosenholz, Rosmarin, Vetiver, Wacholder, Weihrauch, Ylang-Ylang, Zitrone, Zypresse

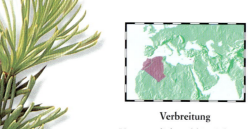

Verbreitung
Ursprünglich wohl im Libanon und auf Zypern heimisch, aber nach dem algerischen Atlasgebirge benannt. Heute kommt das hochwertigste Öl aus Marokko.

ANWENDUNGEN

- Als schleimlösendes und abschwellendes Mittel bei Erkältungen
- Lindert die Symptome von Katarrh und Bronchitis.
- Wegen engen Bezuges zum Urogenitaltrakt gut gegen Blasenentzündung u.ä.
- Fördert den Lymphfluß und regt den Fettstoffwechsel an.
- Wirkt harntreibend und wird gegen Cellulite, Ödeme und überschüssige Fetteinlagerungen eingesetzt. Nicht einnehmen!

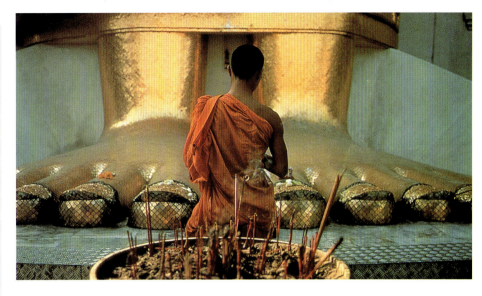

KULTURGESCHICHTLICHES

- Das Wort Zeder leitet sich vom Arabischen Kedron (=Kraft) ab.

- Zedern galten als Lebensbäume und wurden deshalb häufig auf Friedhöfen angepflanzt. Aus Zedernholz fertigte man Särge.

- Die alten Ägypter importierten das Öl aus dem Libanon. Es galt als unverderblich und wurde deshalb für Kosmetika, Parfüms und zum Einbalsamieren verwendet.

- In Tibet wird es noch heute in Tempeln verbrannt.

- Atlaszederöl soll spirituelle Erbauung fördern und die Verbindung zum Göttlichen stärken.

- Bestandteil des in der Antike verwendeten Gegengiftes »Mithridat«.

- Das Öl wird heutzutage als Duftstoff und Fixativ für Kosmetika und Haushaltsprodukte wie Seife, Spülmittel etc. eingesetzt. Häufig Bestandteil von Herrenparfüms.

OBEN: *In Tibet wird Zedernholz sowohl als Heilmittel als auch als Räucherwerk in den Tempeln verwendet.*

WIRKUNGEN

KÖRPERLICH (HAUT)
- Gegen Akne, Schuppen, Dermatitis, trockene und Mischhaut, Ekzeme, fette Haut, Pickel und Hautgeschwüre.
- Gut bei Pilzinfektionen wie Fußpilz
- Soll das Haarwachstum anregen.

GEISTIG-SEELISCH
- Wirkt beruhigend und schafft gute Voraussetzungen für Meditation und Gebet.
- Lang anhaltendes Aroma, das erbauend und anregend auf die Psyche wirkt; wird gegen Depressionen eingesetzt und löst Ängste.
- Soll einen immer wieder auf den richtigen Weg führen.

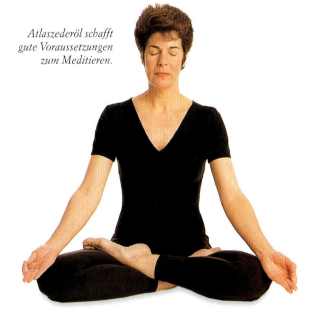

Atlaszederöl schafft gute Voraussetzungen zum Meditieren.

AROMATHERAPIE

Römische Kamille

ANTHEMIS NOBILIS

Bei den alten Ägyptern war die Kamille dem Sonnengott Ra geweiht, und griechische Ärzte verordneten sie gegen Fieber. Kamillenöl ist ein klassisches Heilmittel für Körper und Seele und linderte als solches schon in der Antike vielerlei Beschwerden.

KAMILLENÖL

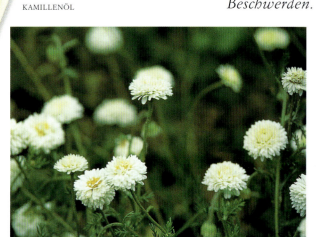

Voll erblüht, verströmt die Kamille einen wunderbaren, apfelähnlichen Duft.

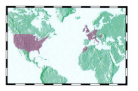

Verbreitung
Großbritannien, Deutschland, Frankreich, Marokko, Ungarn, Belgien, Italien, USA

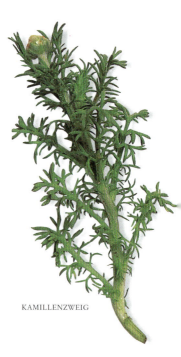

KAMILLENZWEIG

Pflanzenbeschreibung
Kleine, ausdauernde Staude mit fiedrigen, leicht behaarten Blättern und weißen Korbblüten. Die ganze Pflanze duftet fruchtig-krautig nach Apfel.

Charakteristika
Beruhigend, heilend, stimmungshebend, stärkend, wärmend. Ähnliche Wirkungen besitzt auch die Echte oder Deutsche Kamille (*Matricaria chamomilla*).

Gänseblümchenartige Korbblüten, gefiederte Blätter und behaarte Stengel zeichnen diese hübsche, aromatische Pflanze aus.

EIGENSCHAFTEN

Familie **COMPOSITAE** (Korbblütler)

Gewinnungsmethode
Wasserdampfdestillation aus getrockneten Blüten

Hauptbestandteile
Farnesol, Pinocarvone; Azulen (Sesquiterpen). Azulen ist nicht in der Pflanze enthalten, sondern entsteht erst im Öl.

Note
Herznote

Duft
Kräftig, fruchtig-trocken

Eigenschaften
Antiallergisch, antidepressiv, antirheumatisch, antiseptisch, appetitanregend, beruhigend, blähungswidrig, blutbildend, entzündungshemmend, fiebersenkend, galletreibend, gegen Erbrechen, harntreibend, hautpflegend, krampflösend, leberwirksam, menstruationsfördernd, milzwirksam, narbenglättend, nervenstärkend, schlaffördernd, schmerzstillend, schweißtreibend, verdauungsfördernd, wundheilend, wurmtreibend

Mischungen mit
Angelika, Bergamotte, Geranium, Jasmin, Lavendel, Majoran, Muskatellersalbei, Neroli, Patchouli, Rose, Ylang-Ylang

RÖMISCHE KAMILLE

KULTURGE-SCHICHTLICHES

• Der Gebrauchsname Kamille leitet sich von dem griechischen Ausdruck chamaímelon ab, was soviel wie »Erdapfel« bedeutet und sich auf den apfelähnlichen Duft bezieht.

• Bei den alten Ägyptern war sie heilig und dem Sonnengott Ra geweiht.

• In Ägypten wurde sie gegen Fieber und als Einreibungsmittel verwendet.

• Die Sachsen kannten sie als »Maythen« und zählten sie zu ihren neun heiligen Kräutern.

• Später war die Kamille der hl. Anna, der Mutter Mariä, geweiht.

• Im elisabethanischen England wurden damit unangenehme Gerüche bekämpft.

• Kamille dient seit jeher zum Aufhellen blonder Haare; Kamillentee beruhigt bekanntlich den Magen und fördert erholsamen Schlaf.

• Im England der Tudorzeit legte man regelrechte Kamille-Rasen an, die nicht nur widerstandsfähig waren, sondern beim Darübergehen auch wunderbar rochen.

• Kamille gilt als »Pflanzendoktor«, da sie die Gesundheit benachbarter Pflanzen stärkt.

Als höchstgeschätztes Kraut, weihten die Ägypter die Kamille ihrem Sonnengott Ra.

ANWENDUNGEN

• Lindert Muskelschmerzen, vor allem in Verbindung mit nervösen Beschwerden und Streß.
• Kann gegen Arthritis, Kopfschmerzen, Neuralgien, Zahn- und Ohrenschmerzen helfen.
• Gut in Kompressen zur Behandlung von Verstauchungen und Gelenkentzündungen.
• Wird zur Regulierung des Menstruationszyklus und gegen Regelschmerzen eingesetzt.
• Lindert prämenstruelle und durch die Wechseljahre bedingte Beschwerden.
• Fördert die Verdauung und beruhigt den Magen; wird gegen Durchfall, Koliken, Übelkeit und Erbrechen sowie andere Beschwerden im Verdauungstrakt benutzt.
• Kann Gelbsucht und Leberprobleme mildern.
• Wirkt auf den Urogenitaltrakt und kann bei Blasenentzündung helfen.
• Regt die Produktion weißer Blutkörperchen und damit das Immunsystem an.
• Wunderbar zur Behandlung von psychisch bedingtem Streß, der sich körperlich (auch durch Hautprobleme) äußert.

RECHTS: *Kamillekompressen helfen bei Verstauchungen und Gelenksentzündungen.*

WIRKUNGEN

KÖRPERLICH (HAUT)

• Hilft bei Verbrennungen, Blasen, Entzündungen, Pickeln, Furunkeln und offenen Wunden.
• Kann gegen übersensible Haut, Akne, Fußpilz, Herpes, Dermatitis, Schuppenflechte und allergische Hautreaktionen wirken.
• Gut bei trockener, juckender Haut.
• Fördert die Elastizität der Haut.

GEISTIG-SEELISCH

• Ein sehr entspannendes Öl, löst Verspannungen, Ängste und Ärger.
• Fördert ein Gefühl der Ruhe und des Friedens und lindert Sorgen.
• Sehr hilfreich bei Schlafproblemen.

VORSICHT

Das Öl in den ersten vier Schwangerschaftsmonaten meiden. Hochdosiert wirkt es einschläfernd, macht aber nie depressiv.

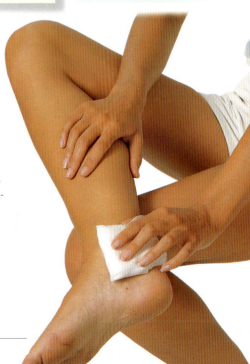

AROMATHERAPIE

Limette

CITRUS AURANTIFOLIA

Seit jeher gegen Magenbeschwerden, Sodbrennen und Übelkeit sowie bei Fieber, Husten, Halsentzündung und Erkältungskrankheiten verwendet, macht seine adstringierende Wirkung Limettenöl zudem zu einem idealen erfrischenden Hautpflegeprodukt.

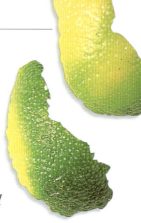

LIMETTENSCHALE

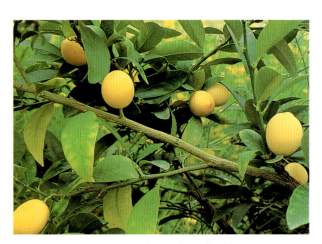

Limetten wachsen auf mittelgroßen immergrünen Bäumen. Die Früchte reifen von Gelb zu Grün.

Pflanzenbeschreibung
Relativ niederer, immergrüner Baum mit glatten Blättern und kleinen, weißen Blüten. Die reife Frucht ist grün und kleiner als eine Zitrone.

Charakteristika
Antiseptisch, appetitanregend, erfrischend, stärkend

Die Limette schmeckt leicht bitter.

EIGENSCHAFTEN

Familie **RUTACEAE** (Rautengewächse)

Gewinnungsmethode
Kaltpressung aus den unreifen Früchten und Fruchtschalen. Größere Mengen Essenz mit charakteristischem Limettenduft werden aus ganzen Früchten destilliert.

Hauptbestandteile
Linalool, Terpineol (Alkohole); Citral (Aldehyd); Linalylacetat (Ester); Bergapten (Lacton – nur in Kaltpreßöl, nicht bei destilliertem); Limonen, Pinen, Sabinen, Terpinolen (Terpene)

Note
Kopfnote

Duft
Frisch, süß, fruchtig

Eigenschaften
Adstringierend, antidepressiv, antimikrobiell, Antioxidans, antirheumatisch, antiseptisch, antiviral, appetitanregend, bakterizid, blähungswidrig, blutstillend, desodorierend, entzündungshemmend, fiebersenkend, insektizid, milchtreibend, nervenberuhigend, nervenstärkend, schmerzstillend, skorbutheilend, stärkend

Mischungen mit
Angelika/Engelwurz, Bergamotte, Eukalyptus, Fenchel, Geranium, Grapefruit, Lavendel, Neroli, Römischer Kamille, Rose, Sandelholz, Wacholder, Ylang-Ylang

VORSICHT
Kaltgepreßtes Limettenöl kann bei starker Sonneneinstrahlung phototoxisch wirken, durch Destillation gewonnenes tut dies nicht. Nur in geringen Mengen anwenden, da das Öl Hautirritationen hervorrufen kann.

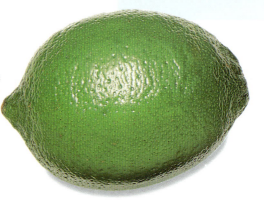

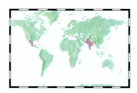

Verbreitung
Ursprungsland Asien. Anbau in Italien, USA, Mexiko und auf den Westindischen Inseln.

KULTURGE-SCHICHTLICHES

🌸 Kam mit den Mauren nach Europa, spanische und portugiesische Seefahrer brachten es im 16. Jahrhundert auch in die neue Welt.

🌸 Englische Schiffe mit Limettenladung wurden »Limejuicers« genannt, da ihre Besatzung die Früchte aß, um das wertvolle Vitamin C zu erhalten, das Skorbut vorbeugt.

🌸 Limetten wurden früher zusammen mit Pepsinglycerin gegen Verdauungsbeschwerden (Magenverstimmung, Sodbrennen und Übelkeit) eingesetzt.

🌸 Im 19. Jahrhundert begann die industrielle Nutzung von Frucht und Fruchtsaft auf den Westindischen Inseln.

🌸 Heute wird Limettenextrakt Cola und Ginger Ale zugesetzt.

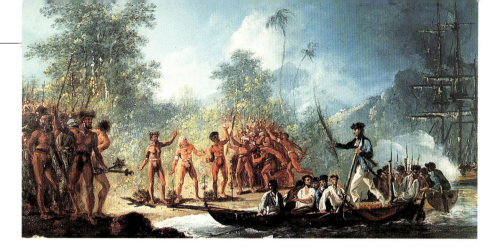

Im 17. Jahrhundert verzehrten britische Seeleute Limetten gegen Skorbut.

ANWENDUNGEN

- Wirkt bei Erkältungskrankheiten fiebersenkend.
- Hilft bei verstopften Atemwegen, Neben- und Stirnhöhlenentzündung und Katarrh.
- Stärkt das Immunsystem und unterstützt die Rekonvaleszenz.
- Fördert die Produktion von Verdauungssäften.
- Wirkt desinfizierend und stärkend und kann die Nebenwirkungen von Alkoholismus mindern.
- Wird gegen Rheumaschmerzen und Arthritis eingesetzt.
- Fördert die Durchblutung und kann dadurch Krampfadern mindern.
- Eignet sich wunderbar für ein wärmendes Bad im Winter bzw. ein erfrischend-stimulierendes im Sommer.

WIRKUNGEN

ÄUSSERLICH (HAUT)

- Adstringierend, stärkend und erfrischend, besonders geeignet für fettige Haut.
- Kann bei Schnitt- und offenen Wunden blutstillend wirken (als Kompresse auflegen, nicht unverdünnt auf die Wunde tropfen!).

GEISTIG-SEELISCH

- Sehr anregend, vor allem gegen Apathie, Ängste und Depressionen
- Erfrischend und aufmunternd bei geistiger Erschöpfung

Portugiesische Seefahrer (hier mit einem Sternhöhenmesser) führten die Limette in Amerika ein.

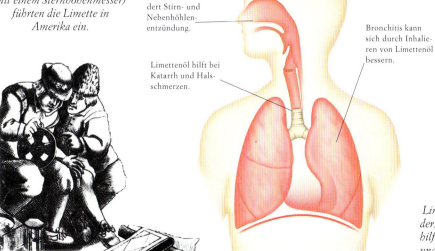

Limettenöl lindert Stirn- und Nebenhöhlenentzündung.

Limettenöl hilft bei Katarrh und Halsschmerzen.

Bronchitis kann sich durch Inhalieren von Limettenöl bessern.

Limettenessenz wirkt besonders auf die Atemwege und hilft bei Bronchitis, Katarrh und Asthma.

Neroli

CITRUS AURANTIUM

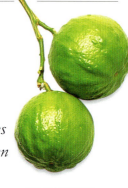

NEROLI-FRÜCHTE

In Italien sind die beruhigenden Orangeblüten Bestandteil des Brautstraußes. Das nach einer Prinzessin benannte Öl ist wegen seines Duftes und der pflegenden Eigenschaften für trockene, empfindliche und reife Haut in der Parfüm- und Kosmetikindustrie begehrt.

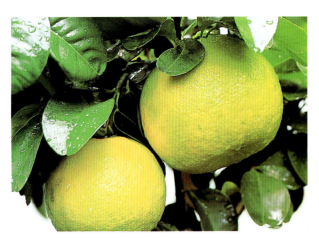

Bitterorangen (Neroli-) sind kleiner und dunkler als die Früchte des normalen Orangenbaums.

EIGENSCHAFTEN

Familie **RUTACEAE** (**Rautengewächse**)

Gewinnungsmethode
Wasserdampfdestillation aus Orangenblüten, bei der auch ein Blütenwasser und eine Absolue entstehen. Concrete und Absolue können auch mittels Lösungsmittelextraktion hergestellt werden. Neroliöl ist zudem durch Enfleurage produzierbar.

Hauptbestandteile
Phenylacetat (Säure); Nerol, Geraniol, Linalool, Nerolidol, Terpineol (Alkohole); Linalylacetat, Methylanthranilat, Nerylacetat (Ester); Jasmone (Keton); Camphen, Limonen (Terpene)

Note
Herz- bis Basisnote

Duft
Frisch, süß und blumig-fruchtig

Eigenschaften
Antidepressiv, antiseptisch, erotisierend, blähungswidrig, hautpflegend, krampflösend, narbenglättend, nervenanregend, pilztötend, schlaffördernd, stärkend (Herz und Kreislauf), verdauungsfördernd, zellregenerierend

Mischungen mit
Bergamotte, Geranium, Jasmin, Lavendel, Limone, Muskatellersalbei, Myrrhe, Römischer Kamille, Rose, Rosmarin, Sandelholz, Weihrauch

Pflanzenbeschreibung

Immergrüner Baum mit glänzend dunkelgrünem Laub, duftenden, weißen Blüten und orangefarbenen Früchten. Aus dem Baum werden drei Aromaöle gewonnen: Neroli aus den Blüten, Orange aus den Früchten und Petitgrain aus den Blättern und Zweigen. Petitgrain besitzt ähnliche Eigenschaften wie Neroli, ist aber nicht so fein. Orangenöl ist in seinen Eigenschaften den anderen Zitrusölen verwandt.

Charakteristika

Antidepressiv, erotisierend, nervenberuhigend (vor allem in schweren Zeiten), schlaffördernd

Herrlich duftende, weiße Blüten heben sich vor dunkelgrünem Laub ab.

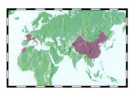

Verbreitung
Frankreich, Marokko, Portugal, Italien. Ursprünglich stammt der Orangenbaum aus China.

KULTURGESCHICHTLICHES

- Der Name leitet sich von Prinzessin Anna Maria von Nerola (Italien) her, die dieses Öl als Parfüm verwendete.

- Die Eigenschaften von Neroliöl wurden erst im 16. Jahrhundert gewürdigt, obwohl die Heilwirkung von Orangen bereits um die Zeitenwende bekannt gewesen sein dürfte.

- In Venedig galt Neroliöl als Mittel gegen Pest und Fieber, außerdem mischte man es zur Nervenberuhigung dem Tee bei.

- In China wurden Neroliblüten schon früh zu Kosmetika verarbeitet. Neben Bergamotte, Lavendel, Rosmarin und Zitrone war es Bestandteil von Eau de Cologne.

- Heute werden die weißen Blüten häufig in Brautsträuße gebunden – als Symbol der Reinheit, wegen ihres Duftes und um die Nerven der Braut zu beruhigen.

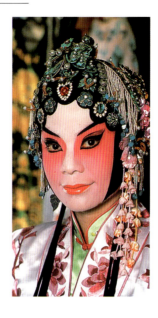

Im alten China waren Neroliblüten Bestandteil vieler Kosmetika.

ANWENDUNGEN

- Stärkt das Herz, wirkt bei Herzklopfen und reinigt das Blut.
- Fördert die Durchblutung.
- Wirkt positiv auf das Nervensystem, beruhigt und fördert erholsamen Schlaf.
- Aphrodisiakum und hilft gegen nervöse Aufregung.
- Lindert prämenstruelle Beschwerden und hilft gegen die Symptome, die gewöhnlich die Wechseljahre begleiten.
- Krampflösend, gut bei Dickdarmproblemen, Durchfall und nervösen Magenbeschwerden.
- Wird gegen Kopfschmerzen und Neuralgien eingesetzt.

TIP
Neroliöl ist ungiftig, nicht reizend, nicht phototoxisch und sehr entspannend.

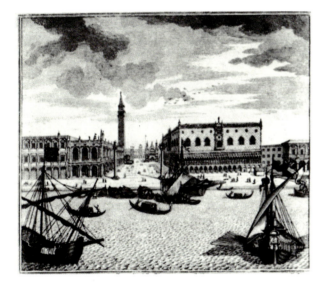

Bei den Venezianern galt Neroli als Heilmittel gegen Pest und Fieber.

WIRKUNGEN

KÖRPERLICH (HAUT)
- Unterstützt die Regeneration der Hautzellen und erhöht die Elastizität der Haut.
- Kann bei Akne, Besenreisern, Narben und Schwangerschaftsstreifen helfen.

GEISTIG-SEELISCH
- Beruhigend und stimmungsaufhellend zugleich – ein natürlicher Tranquilizer.
- Hilft bei chronischen Ängsten, Depressionen und Streß, lindert Hysterie, Schock- und Panikzustände und vermittelt ein Gefühl inneren Friedens.
- Spendet Energie, gibt Selbstvertrauen und bekämpft Lethargie.

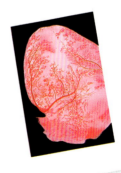

Neroli soll das Blut reinigen und das Herz stärken.

AROMATHERAPIE

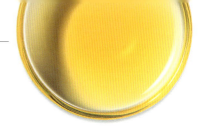

Bergamotte

CITRUS BERGAMIA

BERGAMOTTEÖL

Beliebtes Heilmittel der italienischen Volksmedizin, ist die Bergamotte nach der Stadt Bergamo in der Lombardei benannt. Ihr Aromaöl wirkt besonders auf Mund, Haut, Atemwege und den Urogenitaltrakt, kann aber auch den Appetit regulieren.

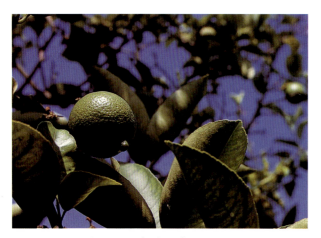

Bergamottefrüchte sehen aus wie Miniaturorangen und werden mit der Reife gelb.

EIGENSCHAFTEN

Familie **RUTACAEA** (Rautengewächse)

Gewinnungsmethode
Kaltpressung aus den Fruchtschalen

Hauptbestandteile
Linalool, Nerol, Turpineol (Alkohole); Linalylacetat (Ester); Bergapten (Lacton); Dipenten, Limonen (Terpene)

Note
Kopfnote

Duft
Feinherb-würzig, leicht und erfrischend

Eigenschaften
Antidepressiv, antiseptisch, beruhigend, blähungswidrig, desodorierend, fiebersenkend, herzstärkend, insektenvertreibend, krampflösend, magenstärkend, narbenglättend, schleimlösend, schmerzstillend, stärkend, verdauungsfördernd, wundheilend, wurmtreibend

Mischungen mit
Eukalyptus, Geranium, Jasmin, Lavendel, Mandarine, Melisse, Neroli, Patchouli, Römischer Kamille, Wacholder, Ylang-Ylang, Zitrone, Zypresse

Pflanzenbeschreibung
Ein kleiner Baum mit länglichen, glatten Blättern und weißen Blüten. Trägt kleine rundliche Früchte, die von Grün zu Gelb reifen. Nicht zu verwechseln mit der Zierpflanze *Monarda didyma*, die auch gelegentlich Bergamotte genannt wird.

Charakteristika
Antidepressiv, antiseptisch, ausgleichend, erfrischend, insektenvertreibend, nervenberuhigend, stimmungshebend

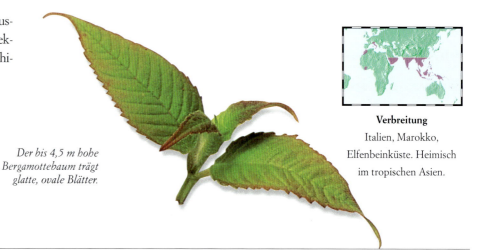

Der bis 4,5 m hohe Bergamottebaum trägt glatte, ovale Blätter.

Verbreitung
Italien, Marokko, Elfenbeinküste. Heimisch im tropischen Asien.

VORSICHT

Nach der Verwendung dieses Öls direkte Sonneneinstrahlung meiden, da es phototoxisch wirken kann. Alternativ gibt es Bergamotteöl zu kaufen, aus dem Furokumarine (die die Phototoxizität auslösen) entfernt wurden.

KULTURGESCHICHTLICHES

• Der Baum ist nach der italienischen Stadt Bergamo benannt, wo er ursprünglich kultiviert wurde. Der Legende zufolge brachte Kolumbus den Baum von den Kanaren nach Spanien und Italien.

• Bergamotte wird zur Aromatisierung von Earl Grey Tee benutzt (von Versuchen, schwarzen Tee selbst zu parfümieren, wird tunlichst abgeraten!) und ist Bestandteil von Eau de Cologne.

• Im Voodoo soll das Öl gegen das Böse und Gefahren schützen und wird bei Initiationsritualen verwendet.

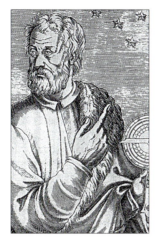

Christoph Kolumbus soll den Bergamottebaum nach Spanien und Italien gebracht haben.

WIRKUNGEN

ÄUSSERLICH (HAUT)

• Wurde früher Sonnencremes beigegeben, weil es die Pigmentierung fördert. Kann nach dem Sonnenbad jedoch dunkle Flecken hinterlassen.
• Kann gegen fettige Haut helfen, vor allem wenn diese streßbedingt ist.
• Wirkt gegen Akne, Ekzeme, Schuppenflechte, Herpes und starke Talgbildung der Haut und Kopfhaut.

VORSICHT

Bei zu hoher Konzentration kann Bergamotteöl empfindliche Haut reizen; richtig dosiert wirkt es sich positiv auf die Haut aus.

GEISTIG-SEELISCH

• Wirkt beruhigend auf das Nervensystem.
• Besitzt aufmunternde Eigenschaften.
• Stellt das seelische Gleichgewicht wieder her, hilft bei Ängsten, Depressionen und Trauer.
• Kühl und erfrischend, wirkt aufhellend auf das Gehirn.
• Kann bei streßbedingten Erschöpfungszuständen helfen, fördert die Rekonvaleszenz nach körperlichen und seelischen Erkrankungen.

ANWENDUNGEN

• Wirkt auf den Urogenitaltrakt und hilft – besonders in Verbindung mit Römischer Kamille – bei Blasenentzündung (Kompressen oder Waschungen).
• Kann bei schmerzhaften Verdauungsstörungen, Blähungen, Hämorrhoiden, Magenverstimmungen und Koliken helfen.

• Kann auf den Appetit regulierend wirken.
• Bekämpft Herpes-Viren, die Bläschenausschlag, Windpocken und Gürtelrose verursachen.
• Gut bei Atemwegsproblemen (bei Bronchitis etc.).
• Kann Insekten vertreiben.

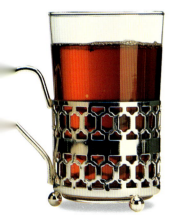

Der beliebte Earl Grey Tee verdankt seinen charakteristischen Geschmack der Bergamotte.

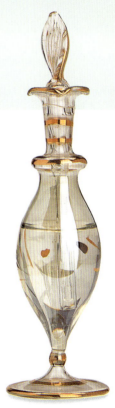

Bergamotte ist ein wichtiger Bestandteil von Eau de Cologne.

AROMATHERAPIE

Zitrone

CITRUS LIMON

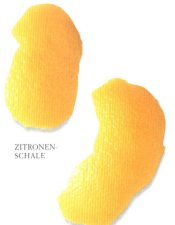

ZITRONENSCHALE

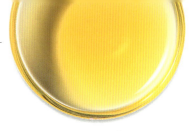

ZITRONENÖL

Die vitamin-C-reiche Zitrone kann bei Erkältungskrankheiten helfen. Das Öl, das selbst kein Vitamin C enthält, wird vorwiegend als erfrischender Duftstoff für Seifen, Kosmetika und Parfüms verwendet.

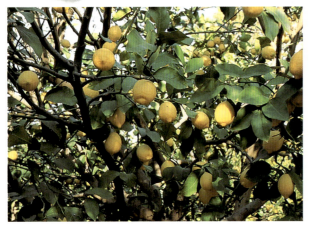

Ursprünglich in Asien heimisch, werden Zitronen heute weltweit angebaut.

EIGENSCHAFTEN

Familie **RUTACEAE** (Rautengewächse)

Gewinnungsmethode
Kaltpressung aus der Frucht und den Schalen

Hauptbestandteile
Linalool (Alkohol); Citral, Citronellal (Aldehyde); Cardinen (Sesquiterpen); Bisbolen, Camphen, Dipenten, Limonen, Phellandren, Pinen (Terpene)

Note
Kopfnote

Duft
Frisch, leicht, aufhellend

Eigenschaften
Abführend, adstringierend, anregend, antimikrobiell, antineuralgisch, antirheumatisch, antiseptisch, bakterizid, blähungswidrig, blutbildend, blutdrucksenkend, blutstillend, blutzuckersenkend, entgiftend, fiebersenkend, gegen Warzen, harntreibend, hautpflegend, hautrötend, insektenvertreibend, konzentrationsfördernd, leberwirksam, magenstärkend, narbenglättend, skorbutheilend, stärkend, wurmtreibend

Mischungen mit
Eukalyptus, Fenchel, Geranium, Ingwer, Lavendel, Neroli, Römischer Kamille, Rose, Sandelholz, Wacholder, Weihrauch, Ylang-Ylang

Pflanzenbeschreibung
Immergrüner Baum mit glänzendem Laub, rosa und weißen, duftenden Blüten und großen, gelben Früchten

Charakteristika
Antiseptisch, durchblutungsfördernd, erfrischend, nervenstärkend

Zitronenschale und -saft sind ausgezeichnete Geschmacksstoffe und enthalten viele Vitamine.

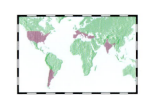

Verbreitung
Südeuropa, USA, Argentinien. Ursprung in Indien

KULTURGESCHICHTLICHES

- Im alten Ägypten galt Zitronenöl als Gegenmittel bei Fisch- und Fleischvergiftung.

- Früher hielt man es für wirksam gegen Typhus und Malaria, parfümierte damit die Kleidung und nutzte es zur Insektenabwehr.

- Im 17. Jahrhundert führten Schiffe große Mengen Zitronen als Mittel gegen Skorbut (Vitamin-C-Mangelkrankheit) mit.

- Wissenschaftliche Versuche in Japan haben gezeigt, daß Einatmen von Zitronenöl die Konzentrationsfähigkeit immens steigern kann.

- Wird wegen seiner antiseptischen Eigenschaften in Krankenhäusern eingesetzt.

- Kann unangenehme Gerüche neutralisieren.

- Wirkt stärkend auf Patienten mit Ängsten und/oder Depressionen.

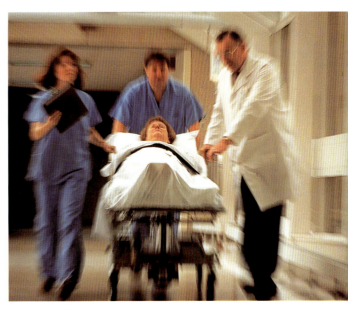

Zitronenöl wird wegen seiner antiseptischen Eigenschaften und des frischen Duftes in Krankenhäusern eingesetzt.

ANWENDUNGEN

- Herz- und Kreislauftonikum, das den Blutdruck senken kann.
- Gut bei Krampfadern und Arteriosklerose.
- Regt die Bildung weißer und roter Blutkörperchen an und hilft damit bei Anämie und Immunschwäche.
- Inhaliert, kann es Nasenbluten stoppen.
- Fördert die Verdauung und hilft bei Übersäuerung des Magens.
- Reinigt Nieren und Leber.
- Kann bei Verstopfung, Fettleibigkeit und Cellulite helfen.
- Wirkt ausgleichend auf den Säurespiegel des Körpers und hilft gegen Geschwüre, Gicht und Arthritis.
- Lindert Husten und grippale Erkältungen, vor allem bei fieberhaften Infekten, da es die Körpertemperatur senkt.
- Gut zur Insektenabwehr.

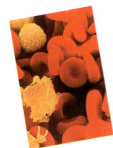

Zitronenöl stimuliert die körpereigenen Abwehrkräfte und regt die Bildung von Blutkörperchen an.

WIRKUNGEN

KÖRPERLICH (HAUT)
- Entfernt abgestorbene Hautzellen und macht eine klare Haut.
- Leichtes Bleichmittel
- Gut zur Reinigung fetter Haut und bei Schuppen.
- Kann verhärtetes Narbengewebe weich machen und die Fingernägel festigen.
- Gut gegen Warzen und Hühneraugen. Das Zitronenöl unverdünnt auf die betroffenen Stellen auftragen, aber nicht auf die umliegenden Hautflächen bringen.

GEISTIG-SEELISCH
- Wirkt erfrischend und kühlend.
- Reinigt, erfrischt und klärt den Kopf und wirkt gegen Lustlosigkeit und emotionale Probleme.
- Gut bei prämenstruellen Beschwerden und Streß.

VORSICHT

Zitronenöl kann empfindliche Haut reizen, dann sehr niedrig dosieren. Direkt nach dem Einölen nicht in die Sonne gehen, da es geringfügig phototoxisch wirkt.

Grapefruit

CITRUS PARADISI

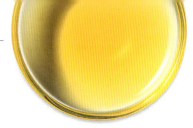
GRAPEFRUITÖL

Wie alle Zitrusfrüchte ist die Grapefruit reich an Vitamin C und daher nützlich bei Erkältungskrankheiten. Das Öl wirkt aufmunternd und belebend, und einige Tropfen in der Duftlampe helfen Depressionen und nervöse Erschöpfungszustände zu bekämpfen.

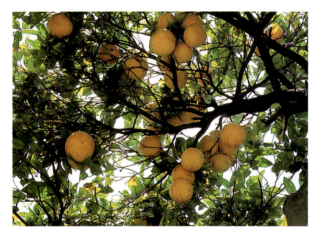

Große Früchte hängen schwer von den Ästen dieses Grapefruitbaumes einer kalifornischen Plantage.

EIGENSCHAFTEN

Familie **RUTACEAE** (Rautengewächse)

Gewinnungsmethode
Kaltpressung aus der frischen Fruchtschale. Die Reste der Schalen werden manchmal noch destilliert, wobei allerdings Öl minderer Qualität entsteht.

Hauptbestandteile
Geraniol, Linalool (Alkohole); Citral (Aldehyd); Limonen, Pinen (Terpene)

Note
Kopfnote

Duft
Süß, erfrischend, fruchtig

Eigenschaften
Adstringierend, antidepressiv, antiseptisch, appetitanregend, bakterizid, blutreinigend, desinfizierend, entgiftend, harntreibend, stärkend, stimulierend auf Lymphsystem und Verdauungstrakt

Mischungen mit
Atlaszeder, Basilikum, Bergamotte, Geranium, Jasmin, Lavendel, Römischer Kamille, Rose, Rosenholz, Rosmarin, Weihrauch, Ylang-Ylang, Zitrone

Pflanzenbeschreibung
Ein Plantagenbaum mit glänzendem Laub, weißen Blüten und großen gelben Früchten, die in regelrechten Trauben schwer von den Ästen hängen.

Charakteristika
Antiseptisch, harntreibend, reinigend, stärkt das zentrale und das sympathische Nervensystem.

Die meisten Grapefruits kommen aus riesigen Plantagen in Kalifornien.

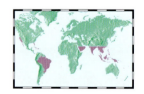

Verbreitung
Israel, Brasilien, Kalifornien, Florida. Heimisch im tropischen Asien und auf den Westindischen Inseln

WIRKUNGEN

KÖRPERLICH (HAUT)
- Gegen Akne und verstopfte Poren bei fetter Haut.
- Fördert das Haarwachstum und festigt Haut und Gewebe.

GEISTIG-SEELISCH
- Aufmunternd und belebend, daher gut in der Duftlampe bei Streß, Depressionen und nervösen Erschöpfungszuständen.
- Kann aufmunternd, aber auch schlaffördernd wirken.
- Wirkt ausgleichend auf das zentrale Nervensystem und wird gegen manische Depression eingesetzt.
- Kann Kopfschmerzen lindern und bei Streß jeder Art hilfreich sein.

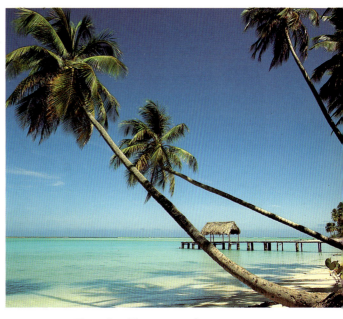

Erstmals in Plantagen angebaut wurden Grapefruits im 18. Jahrhundert auf den Westindischen Inseln.

Grapefruitöl wirkt aufmunternd und hebt die Stimmung.

TIP
Ungiftig, reizt nicht, ist nicht phototoxisch. In der Flasche nicht lange haltbar: Immer gut zuschrauben.

KULTURGE-SCHICHTLICHES

- Ursprünglich aus Asien, wird die Grapefruit heute viel im Mittelmeerraum angebaut.

- Der Legende nach wurde die Grapefruit erstmals im 18. Jahrhundert auf den Westindischen Inseln kultiviert, wo man sie nach einem Kapitän Shaddock-Frucht nannte.

- Seit den 1930er Jahren sind die USA weltgrößter Produzent.

ANWENDUNGEN

- Regt das Lymphsystem an, reguliert den Flüssigkeitshaushalt.
- Wirkt gegen Fettleibigkeit und Wasseransammlungen, wegen seiner entwässernden Eigenschaft auch gegen Cellulite.
- Gut vor dem Sport, bei Muskelschwäche und Steifheit. Regt den Gallenfluß an und hilft dadurch beim Fettabbau (ausschließlich äußerlich anwenden!).
- Kann durch ausgleichende Wirkung auf den Verdauungstrakt den Appetit anregen.
- Reinigt Nieren und Blutgefäße und stärkt die Leber.
- Kann bei Drogenentzug helfen.
- Gut bei Jetlag, da es Kopfschmerzen und Müdigkeit bekämpft.
- Wirkt allgemein beruhigend auf den ganzen Körper, kann Migräne, prämenstruelle Beschwerden und Unwohlsein während der Schwangerschaft lindern.
- Stärkt bei Grippe und Erkältungen das Immunsystem.
- Reinigt in der Duftlampe die Atemluft, tötet Krankheitserreger ab.

AROMATHERAPIE

Mandarine/Tangerine

CITRUS RETICULATA

MANDARINENÖL

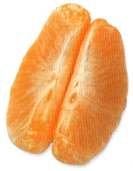

MANDARINEN-
SEGMENT

Ihren Namen verdankt die Mandarine den hohen chinesischen Beamten, denen sie traditionell überreicht wurde. Das ungiftige, reizfreie Öl gilt als wunderbare Arznei für Kinder. Auch bei älteren Menschen stärkt Mandarine die Verdauungsfunktionen.

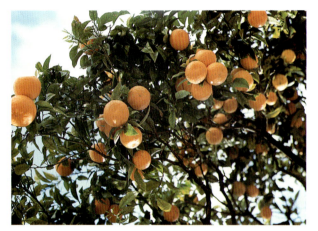

Mandarinen- und Tangerinenbäume gehören derselben botanischen Familie an und gedeihen in warmen Klimaten.

Pflanzenbeschreibung

Mandarinen und Tangerinen wachsen auf kleinen immergrünen Bäumen mit glänzenden Blättern und stark duftenden Blüten. Die Tangerine ist größer, gelblicher und runder als die Mandarine und darin der ursprünglichen chinesischen Mandarine ähnlicher.

Charakteristika

Appetitanregend, reinigend, ausgleichend, leberwirksam und gut für den gesamten Verdauungstrakt. Mandarinenöl gilt als ungefährlichste Arznei, wenn Kinder über Bauchweh klagen. Es ist das erste Öl, das Sie direkt auf der Babyhaut ausprobieren können, da es mild ist. Trotzdem nie unverdünnt anwenden.

Im Gegensatz zur Mandarine ist die Tangerine kernlos.

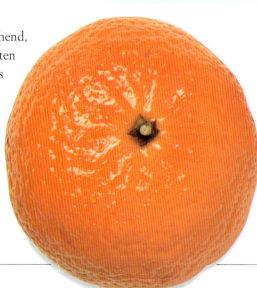

EIGENSCHAFTEN

Familie **RUTACEAE** (Rautengewächse)

Gewinnung
Kaltpressung der Schale

Hauptbestandteile
*Limonene (Terpene) und Citral sind gemeinsame Bestandteile.
Mandarine: Geraniol (Alkohol); Citronellal (Aldehyde); Methyl, Anthranilat (Ester)
Tangerine: Citronellol, Linalool (Alkohole); Cadinen (Sesquiterpen)*

Note
Kopfnote.

Duft
Süßlicher Zitrusduft mit blumigem Unterton

Eigenschaften
Antiseptisch, krampflösend, blähungswidrig, harntreibend, beruhigend, verdauungsfördernd, stoffwechselanregend

Mischungen mit
Bergamotte, Grapefruit, Zitrone, Neroli, Römischer Kamille, Basilikum, Majoran, Ylang-Ylang

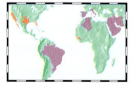

Verbreitung
Mandarine: Italien, Spanien, Algerien, Zypern, Naher Osten, Brasilien. Tangerine: Texas, Florida, Kalifornien, Guinea.

MANDARINE/TANGERINE

KULTURGESCHICHTLICHES

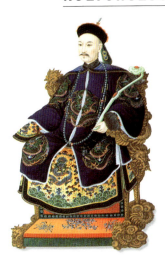

Die Mandarine ist nach den Mandarins (hohe chinesische Amtsträger) benannt, denen man sie zum Geschenk reichte.

🐝 Hohe chinesische Beamte hießen Mandarins, und die Früchte, die man ihnen als Respektsbezeugung überreichte, wurden nach ihnen Mandarine getauft.

🐝 Die Mandarine gelangte 1805 nach Europa und etwa 40 Jahre später nach Amerika, wo man sie Tangerine nannte, da sie über Tanger (Marokko) eingeführt wurde.

🐝 Die Namen Mandarine, Tangerine und Satsuma werden heute gleichbedeutend gebraucht, obwohl sich die aus diesen Früchten gewonnenen Öle unterscheiden.

TIP
Sowohl Mandarinen- als auch Tangerinenöl sind gefahrlos während der Schwangerschaft anzuwenden. Angeblich ist Mandarine besser für morgens und Tangerine besser für abends geeignet. Beide Essenzen können leicht phototoxisch wirken.

WIRKUNGEN

ÄUSSERLICH (HAUT)
- Beide Öle glätten Schwangerschaftsstreifen und Narben, besonders wirksam in Verbindung mit Neroli und Lavendel.
- Gut als Hauttonikum; fördert das Abheilen von Narben und nützt bei Akne und fettiger Haut mit verstopften Poren.

GEISTIG-SEELISCH
- Stimmungsaufhellend und aufmunternd, verbannt Depressionen und Ängste.
- Tangerine wirkt schlaffördernd und beruhigt das zentrale Nervensystem.

ANWENDUNGEN

- Mandarinen- und Tangarinenöl regen den Appetit an (vor allem nach Depressionen).
- Wirken stimulierend auf Leber und regulierend auf den Stoffwechsel, dazu galletreibend.
- Helfen bei Wasseransammlungen im Körper und Cellulite.
- Beruhigen den Darm.
- Können belebend und stärkend wirken und die Durchblutung fördern.
- Helfen bei Schlafproblemen.
- In Mischung mit anderen Ölen gegen prämenstruelle Beschwerden
- Beide Öle sind an sich mild, in einer Mischung mit anderen, synergetischen Essenzen verstärkt sich ihre Wirkung allerdings.

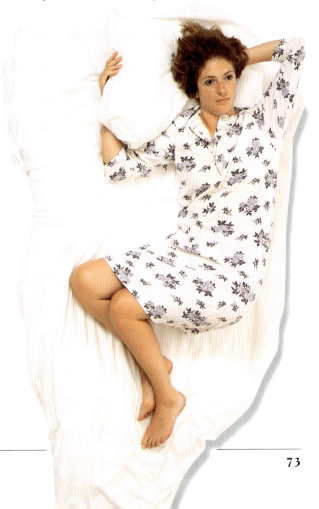

UNTEN: *Ein paar Tropfen Mandarinen- oder Tangerinenöl im Badewasser fördern erholsamen Schlaf.*

Myrrhe

COMMIPHORA MYRRHA

Der Name leitet sich von dem arabischen Wort »murr« ab, was soviel wie »bitter« bedeutet. Durch starken Duft sofort erkennbar, ist Myrrhe seit über 3000 Jahren in Verwendung. Sie wird gegen Asthma und Erkältungen eingesetzt. Auch Hauterkrankungen wie Pilzflechte und Ekzeme lassen sich behandeln.

MYRRHENÖL

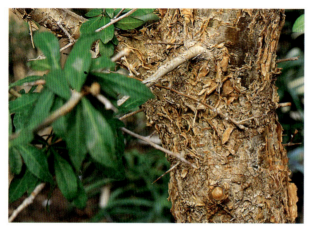

Der Myrrhebaum ist in Nordostafrika, in Indien und dem Nahen Osten heimisch.

Pflanzenbeschreibung
Strauch oder kleiner Baum bis 10 m Höhe mit knorrigen Ästen, aromatischen Blättern und kleinen, weißen Blüten

Charakteristika
Heilend, reinigend, kräftigend, beruhigend, stimmungsaufhellend

EIGENSCHAFTEN

Familie **BURSERACEAE** (Balsambaumgewächse)

Gewinnungsmethode
Wasserdampfdestillation aus dem natürlichen Harz von Stamm oder Ästen

Hauptbestandteile
Myrrhenölsäure (Säure); Zimtaldehyd, Kuminaldehyd (Aldehyde); Eugenol (Phenol); Cadinen (Sesquiterpen); Dipenten, Heerabolen, Limonen, Pinen (Terpene)

Note
Basisnote

Duft
Warm, bitter, würzig

Eigenschaften
Adstringierend, anregend, antimikrobiell, antiseptisch, balsamisch, blähungswidrig, desinfizierend, desodorierend, entzündungshemmend, harntreibend, magenstärkend, menstruationsfördernd, narbenglättend, pilztötend, schleimlösend, schweißtreibend, stärkend, uteruswirksam, wundheilend

Mischungen mit
Geranium, Kiefer, Lavendel, Mandarine/Tangerine, Patchouli, Sandelholz, Teebaum, Vetiver, Wacholder, Weihrauch, Zypresse

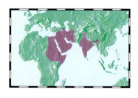

Verbreitung
Naher Osten, Indien, Nordostafrika

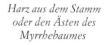

Harz aus dem Stamm oder den Ästen des Myrrhebaumes

KULTURGESCHICHTLICHES

🙦 Im Koran wird der Gebrauch von Myrrhe bei religiösen Zeremonien sowie als Heilmittel erwähnt.

🙦 Auch in der Bibel ist von der Myrrhe die Rede: Sie war ein Geschenk der morgenländischen Weisen an den neugeborenen Jesus und ist im Hohenlied Salomos genannt.

🙦 Die alten Ägypter verbrannten Myrrhe im Rahmen ihrer täglichen Sonnenrituale, setzten sie gegen Herpes und Heuschnupfen ein und nähten das Harz in die Bäuche von Mumien.

🙦 Der griechischen Mythologie zufolge wurde Myrrha, die Tochter des Königs von Zypern, von Aphrodite in einen Strauch verwandelt, da sie Inzest begangen hatte.

🙦 Griechische Soldaten trugen stets eine Phiole mit Myrrhe mit in den Kampf, da deren entzündungshemmende Wirkung bei Wunden nützlich war und die Heilung beschleunigte.

🙦 In der tibetischen Medizin wird sie bei Streß und nervösen Störungen eingesetzt.

🙦 Den Chinesen gilt sie als Heilmittel gegen Arthritis, Regelschmerzen und Hämorrhoiden.

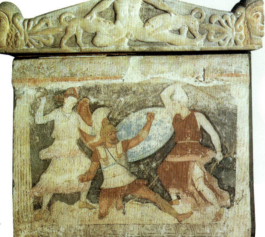

Griechische Soldaten reinigten mit Myrrhe ihre Kriegswunden.

WIRKUNGEN

ÄUSSERLICH (HAUT)
• Wirkt außerordentlich konservierend und kann die Ausbreitung von Wundbrand verhindern.
• Wirkt kühlend und lindernd bei Wunden, Geschwüren und trockener, rissiger Haut.
• Wird gegen Ekzeme, Fußpilz und Scherpilzflechte eingesetzt.
• Gut bei reifer Haut, kann Falten glätten.

GEISTIG-SEELISCH
• Wirkt Apathie und Antriebsschwäche entgegen.
• Gleicht Überreiztheiten aus.
• Kann genau wie Weihrauch das Nervensystem beruhigen und ein Gefühl von Ruhe und Frieden vermitteln.

VORSICHT
Dieses Öl während der gesamten Schwangerschaft meiden. Nicht zu hoch dosieren.

UNTEN: *Myrrhe ist ein bewährtes Heilmittel gegen Halsschmerzen.*

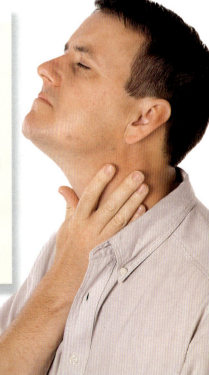

ANWENDUNGEN

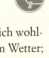

• Außerordentlich wohltuend bei kaltem Wetter; das Öl verströmt einen wunderbaren Geruch und besitzt wärmende Eigenschaften.
• Wird häufig bei Zahnfleischentzündungen angewendet und ist Bestandteil fast aller Mundwässer.

• Wirkt auf die Atmungsorgane und lindert Erkältungsbeschwerden wie Halsschmerzen, Katarrh und Husten.
• Wird gegen Drüsenfieber eingesetzt, außerdem auch bei Asthma, Bronchitis und Heiserkeit.
• Gut gegen Virusinfektionen.

• Kann bei Pilzerkrankungen und seltenen und schwachen Regelblutungen helfen.
• Beruhigt und regt die Verdauungsorgane an und sorgt für guten Appetit.
• Stimuliert die weißen Blutkörperchen und stärkt so das Immunsystem.

Zypresse

CUPRESSUS SEMPERVIRENS

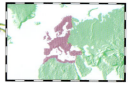

ZYPRESSEN-
ZAPFEN

Römer und Ägypter hielten die Zypresse für heilig, und in Tibet wird sie als reinigendes Räucherwerk benutzt. Sie reguliert den Wasserhaushalt des Körpers, vor allem bei Durchfall und starken Regelblutungen. Seine beruhigenden Eigenschaften machen Zypressenöl zu einem idealen Mittel gegen Streß.

Die Zypresse ist ein immergrüner Baum, der in ganz Europa gedeiht.

Pflanzenbeschreibung

Ein hoher, konisch geformter, immergrüner Baum mit hartem, rötlichbraunem Holz und bräunlichgrauen Zapfen.

Charakteristika

Antiseptisch, beruhigend, erfrischend, reinigend, wärmend

Das ätherische Öl wird aus den Blättern, Zweigen und Zapfen der Zypresse gewonnen.

EIGENSCHAFTEN

Familie **CUPRESSACEAE (Zypressengewächse)**

Gewinnungsmethode
Wasserdampfdestillation aus frischen Blättern, Zweigen und Zapfen. In kleinen Mengen werden auch Absolue und Concrete produziert.

Hauptbestandteile
Sabinol (Alkohol); Furfurol (Aldehyd); Terpenylacetat (Ester); Camphern, Cymen, Pinen, Sylvestren (Terpene)

Note
Herz- bis Basisnote

Duft
Rein, erfrischend, lange anhaltend

Eigenschaften
Adstringierend, antirheumatisch, antiseptisch, blutstillend, fiebersenkend, gefäßverengend, insektenabwehrend, krampflösend, leberwirksam, narbenglättend, schweißmindernd, stärkend

Mischungen mit
Bergamotte, Lavendel, Majoran, Mandarine/Tangerine, Muskatellersalbei, Römischer Kamille, Rosmarin, Sandelholz, Wacholder, Zitrone

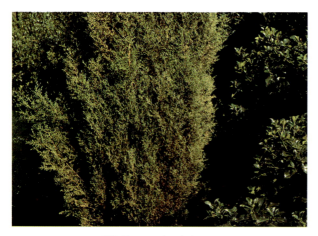

Verbreitung
Mit Ursprung im Mittelmeerraum, wächst die Zypresse heute in ganz Europa. Anbau und Destillation in Marokko, Spanien und Frankreich.

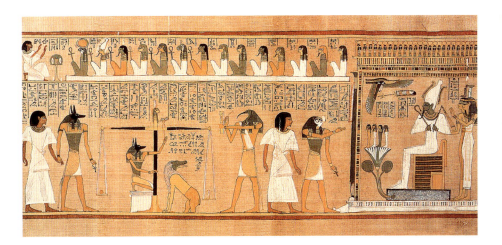

KULTURGESCHICHTLICHES

🌸 Einer Legende zufolge war das Kreuz Christi aus Zypressenholz gefertigt.

🌸 Griechen und Römer pflanzten Zypressen auf ihre Friedhöfe.

🌸 Die alten Ägypter schätzten das Holz wegen seiner Heilwirkung und fertigten daraus Särge. Ägypter und Römer weihten den Baum ihren Göttern des Todes und der Unterwelt.

🌸 *Sempervirens* heißt »unsterblich«, andererseits wird die Zypresse im Volksmund auch Totenbaum genannt.

🌸 Wird in Tibet als Reinigungsrauchwerk verbrannt.

🌸 Magier reinigten in Zypressenrauch rituelle Gegenstände.

OBEN: *Die alten Ägypter weihten die Zypresse ihren Totengöttern.*

WIRKUNGEN

KÖRPERLICH (HAUT)
- Gut für reife Haut, da es Flüssigkeitsverlust vorbeugt.
- Kann bei starkem Schwitzen und fettiger Haut helfen und die Wundheilung fördern.

GEISTIG-SEELISCH
- Hektische Menschen profitieren von seinen beruhigenden Eigenschaften; kann auch Ärger mildern.
- Erleichtert Phasen des Übergangs wie Stellenwechsel, Umzüge, Trauerfälle oder das Ende einer Beziehung.

VORSICHT

Während der Schwangerschaft besser nicht anwenden, da es den Menstruationszyklus reguliert. Bei Krampfadern nur sehr stark verdünnt benutzen und niemals direkt an die Venen bringen!

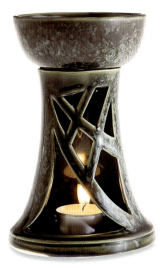

In der Duftlampe beruhigt Zypressenöl nervöse Kinder und wirkt auf die Atemwege.

ANWENDUNGEN

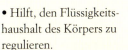

- Hilft, den Flüssigkeitshaushalt des Körpers zu regulieren.
- Gut gegen Nasenbluten, Ödeme, Inkontinenz, starke Schweißbildung und starke, schmerzhafte Regelblutungen.
- Kann bei Cellulite helfen und die Durchblutung fördern.

- Hat eine ausgleichende Wirkung auf die weiblichen Fortpflanzungsorgane und kann Wechseljahresbeschwerden lindern.
- Hilfreich bei Krampfadern und Hämorrhoiden.
- Stärkt den Kreislauf und wirkt ausgleichend bei Hitzewallungen und Schweißausbrüchen.

- Wirkt krampflösend bei grippalem Husten, Bronchitis und Keuchhusten.
- Besonders gut in der Duftlampe für Kinder geeignet, da es beruhigt und der Atmung gut tut.
- Insektenabwehrend

Lemongrass

CYMBOPOGON CITRATUS

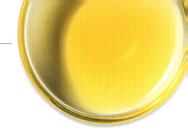

LEMONGRASS-ÖL

Lemongrass (Zitronengras) wird in der indischen Medizin gegen Infektionskrankheiten und Fieber eingesetzt. Menschen und Tiere profitieren von dem insektenabwehrenden Geruch. Es wirkt verdauungsfördernd und verleiht Speisen einen pikanten Geschmack.

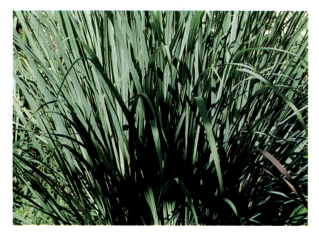

Die steifen, spitz zulaufenden Blätter des tropischen Zitronengrases werden nahezu 2 m hoch.

EIGENSCHAFTEN

Familie **POACEAE** **(Süßgräser)**

Gewinnungsmethode
Wasserdampfdestillation aus den fein zerkleinerten Gräsern

Hauptbestandteile
Farnesol, Geraniol, Nerol (Alkohole); Citral, Citronellal (Aldehyde); Limonen, Myrcen (Terpene)

Note
Kopfnote

Duft
Zitronenähnlich, herbfrisch

Eigenschaften
Adstringierend, antidepressiv, antimikrobiell, antiseptisch, bakerizid, beruhigend, blähungswidrig, fiebersenkend, harntreibend, insektizid, milchtreibend, nervenstärkend, pilztötend, schmerzlindernd, stärkend

Mischungen mit
Atlaszeder, Bergamotte, Eukalyptus, Geranium, Ingwer, Jasmin, Lavendel, Myrrhe, Neroli, Niaouli, Patchouli, Römischer Kamille, Rosmarin, Schafgarbe, Teebaum

Pflanzenbeschreibung
Schnell wachsendes, hohes, aromatisches Gras, das dem Boden viele Nährstoffe entzieht.

Charakteristika
Anregend, antidepressiv, antiseptisch, kräftigend, stärkend

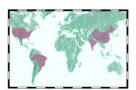

Verbreitung
Indien, USA, Brasilien, Sri Lanka, China, Westindische Inseln

Lemongrass-Blätter sind lang, schmal und spitz zulaufend. Sie verströmen einen kräftigen, charakteristischen Geruch.

KULTURGESCHICHTLICHES

• Wird in der traditionellen indischen Medizin gegen Fieber, Infektionskrankheiten und Tumorwachstum eingesetzt.

• Manchmal auch Indisches Eisenkraut oder Indisches Melissenöl genannt (dann aber verfälscht).

• Wurde schon früh gegen Hauterkrankungen und Bazillen verwendet.

• Moderne Wissenschaftler haben herausgefunden, daß es beruhigend auf das zentrale Nervensystem wirkt, antiseptische Eigenschaften besitzt und Bakterien abtöten kann.

• Vor dem Zweiten Weltkrieg wurde Zitronengras vorwiegend in Indien angebaut, heute sind die Westindischen Inseln Hauptlieferant.

• Setzt man das Öl Licht und Luft aus, sinkt der Citralgehalt (der 70–85% ausmacht).

• Bestandteil vieler Seifen, Waschmittel, Parfüms und Kosmetika, sehr beliebt auch in der asiatischen Küche.

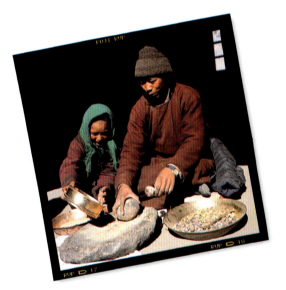

Lemongrass ist ein traditionelles Heilmittel der indischen Medizin.

VORSICHT

Kann empfindliche Haut reizen; sehr niedrig dosieren.

ANWENDUNGEN

• Stärkt das parasympathische Nervensystem und kräftigt in Zeiten der Rekonvaleszenz.
• Regt den Appetit an und wirkt wohltuend bei Magen-Darm-Entzündungen und Verdauungsstörungen.
• Lindert durch Krampfadern verursachte Beschwerden.
• Als starkes Antiseptikum sehr wirksam in Krankenzimmern, besonders bei Halsentzündung, Fieber und Infektionserkrankungen aller Art.
• Senkt den Harnsäurespiegel und fördert die Durchblutung überanstrengter und schmerzender Muskulatur.
• Gutes Insektenabwehrmittel und Deodorant.
• Kann bei Jetlag, Übermüdung und Kopfschmerzen helfen.
• In starker Verdünnung schützt es Tiere gegen Flöhe und Zecken.
• Kann bei stillenden Müttern den Milchfluß anregen.

Lemongrass vertreibt auch Motten.

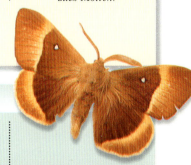

WIRKUNGEN

KÖRPERLICH (HAUT)
• Kann nach beträchtlicher Gewichtsabnahme das Gewebe straffen.
• Nützlich bei Fußpilz und anderen Pilzinfektionen.
• Kann fettige Haut normalisieren und exzessive Schweißbildung regulieren.

GEISTIG-SEELISCH
• Muntert auf und bringt die Dinge ins Rollen.
• Wirkt stimulierend, belebend und gibt Schwung.
• Kann bei nervöser Erschöpfung und streßbedingten Beschwerden helfen.

Eukalyptus

EUCALYPTUS GLOBULUS

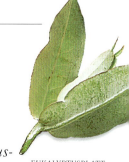
EUKALYPTUSBLATT

Eukalyptus hat viele Heilwirkungen und gilt in Australien als altes Hausmittel gegen Atemwegserkrankungen wie Bronchitis. Besonders hat er sich zur Behandlung von Verbrennungen, Blasen und Insektenstichen bewährt und wird gegen Tropenkrankheiten wie Malaria, Typhus und Cholera eingesetzt.

Ein erwachsener Eukalyptusbaum treibt hübsche, cremeweiße Blüten.

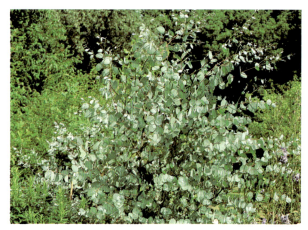

Pflanzenbeschreibung
Attraktiver, hoher, immergrüner Baum mit bläulichgrünen, ovalen Blättern, die bei älteren Bäumen länglich, schmal und gelblich werden. Die Blüten sind cremeweiß, die graue Rinde ist häufig von weißem Pulver bedeckt.

Charakteristika
Antiseptisch, antiviral, kühlend, schmerzlindernd. Sorgt für einen klaren Kopf.

Eukalyptusöl wird durch Wasserdampfdestillation aus den Blättern und Zweigen des Baumes gewonnen.

EIGENSCHAFTEN

Familie **MYRTACEAE** (Myrtengewächse)

Gewinnungsmethode
Wasserdampfdestillation der frisch gepflückten oder etwas angetrockneten Blätter und Zweige

Hauptbestandteile
Citronellal (Aldehyd); Cineol (Oxid); Camphen, Fenchen, Phellandren, Pinen (Terpene)

Note
Kopfnote

Duft
»Sauber«, durchdringend, mit deutlich kampferähnlichem Aroma und weichem Unterton. Macht den Kopf klar.

Eigenschaften
Abschwellend, anregend, antirheumatisch, antiseptisch, antiviral, bakterizid, balsamisch, blutreinigend, blutzuckersenkend, desodorierend, entzündungshemmend, fiebersenkend, harntreibend, hautrötend, insektenabwehrend, krampflösend, narbenglättend, schleimlösend, schmerzlindernd, stimulierend, wundheilend, wurmtreibend

Mischungen mit
Bergamotte, Kiefer, Lavendel, Lemongrass, Melisse, Rosmarin, Wacholder, Zitrone

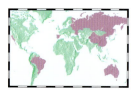

Verbreitung
Australien, heute auch Spanien, Brasilien, Kalifornien, Rußland und China

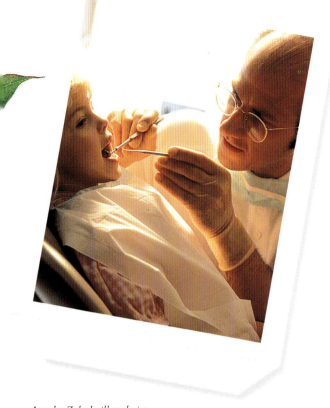

Aus der Zahnheilkunde ist der Eukalyptus nicht mehr wegzudenken.

WIRKUNGEN

ÄUSSERLICH (HAUT)
- Kann bei Brandwunden und Hautproblemen wie Herpes helfen.
- Antiseptisch und antibakteriell und daher gut gegen die Ausbreitung von Infektionen.
- Klärt verstopfte Poren.

GEISTIG-SEELISCH
- Wirkt Überreaktionen entgegen und schafft einen klaren Kopf.
- Konzentrationsfördernd

- Reinigt nach einer Auseinandersetzung die Luft.
- Stärkt das Nervensystem und wirkt anregend.

ZITRONENÖL

WACHOLDERÖL

RECHTS: *Mit Wacholder- und Zitronenöl gemischt, soll Eukalyptus bei rheumatischer Arthritis helfen*

KULTURGESCHICHTLICHES

🐝 Die australischen Aborigines legen zerstoßene Eukalyptusblätter auf Wunden und schmerzende Muskeln und verwenden sie gegen Infektionskrankeiten.

🐝 Westliche Chirurgen benutzten eine Eukalyptuslösung zum Auswaschen von Operationswunden.

🐝 In Indien bekämpft man damit Infektionskrankheiten.

🐝 Ist in vielen pharmazeutischen Produkten enthalten, vor allem Erkältungsarzneien und Hustensalben. Auch in der Tier- und Zahnheilkunde verbreitet.

Die australischen Ureinwohner nutzen Eukalyptus zur Wundheilung und gegen Infektionskrankheiten.

ANWENDUNGEN

- Gut bei Atmungsproblemen, da abschwellend.
- Kann bei Erkältungen oder Heuschnupfen einen klaren Kopf schaffen.
- Gutes Antiseptikum mit antiviralen Eigenschaften
- Zur Desinfektion von Räumen, etwa bei ansteckenden Krankheiten
- Nützlich bei Insektenstichen, Verbrennungen, Wunden und Blasen.
- Wirkt auf den Urogenitaltrakt und lindert Blasenentzündung und Durchfall.

- Kann – vor allem in Mischung mit Wacholder- und Zitronenöl – rheumatische Beschwerden lindern.
- Insektenabwehrend, besonders wirksam in Verbindung mit Bergamotte- und Lavendelöl.
- Kann Teerflecken aus Kleidungsstücken oder von der Haut entfernen (immer verdünnt anwenden).

VORSICHT

Nicht anwenden bei hohem Blutdruck oder Epilepsie. Stets gut verdünnen. Kann Hautreizungen auslösen und homöopathischen Arzneien entgegenwirken.

AROMATHERAPIE

Fenchel (süß)

FOENICULUM VULGARE

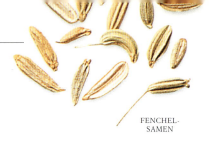

FENCHEL-SAMEN

Fenchel, der böse Geister fernhalten soll, zählte zu den neun heiligen Kräutern der Angelsachsen. Römische Söldner aßen ihn zur Stärkung der Gesundheit, Römerinnen, weil er angeblich vor Fettleibigkeit schützt. Und im 9. Jahrhundert empfahl Karl der Große ihn als unentbehrliche Gartenpflanze.

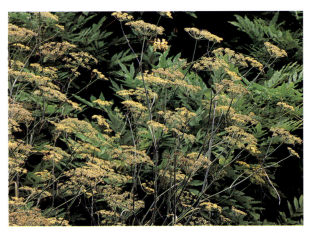

Gelbe Blütendolden und fein gefiederte Blätter zeichnen den Fenchel aus.

Pflanzenbeschreibung
Foeniculum vulgare hat grüne, gefiederte Blätter, goldgelbe Blütendolden und länglich geformte Früchte. Man unterscheidet zwei Sorten: Den Bitteren oder Gemeinen Fenchel und den Süßen oder Gartenfenchel

Charakteristika
Anregend, ausgleichend, reinigend, insektenabwehrend, stimulierend

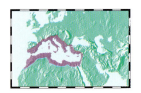

Verbreitung
Ursprünglich im Mittelmeerraum heimisch, heute weltweit kultiviert.

EIGENSCHAFTEN

Familie **UMBELLIFERAE (Doldenblütler)**

Gewinnungsmethode
Wasserdampfdestillation aus zerstoßenen Samen

Hauptbestandteile
Anisaldehyd, Cuminaldehyd (Aldehyde); Fenchon (Keton); Anethon, Camphen, Dipenten, Limonen, Phellandren (Terpene)

Note
Kopf- bis Herznote

Duft
Charakteristisch anisähnlich, würzig, pfeffrig

Eigenschaften
Abführend, anregend (Durchblutung), antimikrobiell, antiseptisch, appetitanregend, blähungswidrig, blutreinigend, entgiftend, entzündungshemmend, harntreibend, insektenabwehrend, krampflösend, magenstärkend, menstruationsfördernd, milchtreibend, milzwirksam, schleimlösend, schweißtreibend, stärkend, wurmtreibend

Mischungen mit
Basilikum, Geranium, Lavendel, Rose, Rosmarin, Sandelholz, Zitrone

Der bis zu 2 m hohe Gartenfenchel hat aromatische, fein gefiederte Blätter.

FENCHEL (SÜSS)

KULTURGESCHICHTLICHES

- Wurde im alten China und Indien als Gegengift bei Schlangenbissen verwendet.

- Ägypter, Chinesen, Inder und Griechen schätzten Fenchel als mut- und kraftspendendes Mittel, das auch die Lebenszeit verlängern sollte.

- Die Griechen nannten das Kraut »Marathon« nach dem Wort maraino, was soviel wie »abnehmen« bedeutet.

- Griechische Athleten und römische Gladiatoren kauten Fenchelsamen, um Ausdauer und Kraft zu steigern.

- Im Mittelalter glaubte man, Fenchel halte böse Geister fern.

- Gilt als sehstärkeschärfend und ist Grundbestandteil von Kolikmitteln für Kinder.

In Asien wird es benutzt, um Gifte zu neutralisieren, vor allem Schlangengift.

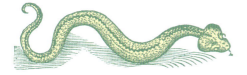

WIRKUNGEN

ÄUSSERLICH (HAUT)
- Wirkt reinigend und stärkend bei fetter oder faltiger Haut.
- Kann die Bildung blauer Flecken mildern und blutstillend wirken.

GEISTIG-SEELISCH
- Gibt Kraft und Ausdauer und steigert das Selbstwertgefühl.
- Beruhigt das Nervensystem.
- Soll böse Gedanken abwenden.

VORSICHT

In geringer Dosierung ist Fenchelöl vollkommen ungefährlich. Schwangere und Epileptiker sollten es dennoch meiden. Auch bei Kleinkindern lieber nicht anwenden. Sehr hoch dosiert, kann es narkotisierend wirken.

ANWENDUNGEN

- Ausgezeichnet zur Entgiftung nach exzessivem Nahrungsmittel- oder Alkoholgenuß.
- Stärkt Verdauungstrakt, Leber, Nieren und Milz.
- Hilft bei Magenverstimmung, Blähungen und Durchfall, vor allem wenn diese streßbedingt sind.
- Kann wegen seines natürlichen Östrogengehalts Gewichtsabnahme unterstützen (wirkt auf den Stoffwechsel, kann aber auch appetitanregend sein). Ausschließlich äußerlich anwenden!
- Gut gegen Regel- und Wechseljahresbeschwerden, ebenfalls wegen des Östrogengehalts. Lindert Menstruationskrämpfe und prämenstruelle Beschwerden und hilft bei körperlicher Erschöpfung nach Anstrengungen.
- Kann bei ungenügender Milchbildung helfen.
- Bewährtes Hausmittel gegen Schluckauf, Übelkeit und Erbrechen.
- Wegen seiner entwässernden Wirkung nützlich bei Cellulite und Wasseransammlungen im Körper.
- Krampf- und schleimlösend und daher gutes Inhalationsmittel bei Erkältung, Husten, Asthma und Bronchitis.
- Nach Insektenstichen zur Wundreinigung.

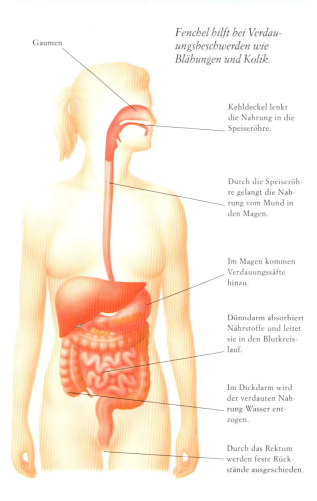

Fenchel hilft bei Verdauungsbeschwerden wie Blähungen und Kolik.

Gaumen

Kehldeckel lenkt die Nahrung in die Speiseröhre.

Durch die Speiseröhre gelangt die Nahrung vom Mund in den Magen.

Im Magen kommen Verdauungssäfte hinzu.

Dünndarm absorbiert Nährstoffe und leitet sie in den Blutkreislauf.

Im Dickdarm wird der verdauten Nahrung Wasser entzogen.

Durch das Rektum werden feste Rückstände ausgeschieden.

83

Jasmin

JASMINUM OFFICINALE

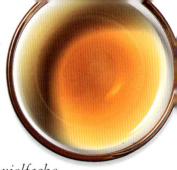
JASMINÖL

In Indien als »Königin der Nacht« bekannt, findet Jasmin vielfache Verwendung in Seifen, Kosmetika und Parfüms. Im Abendland hieß es, Jasmin erleichtere die Geburt, im Orient behandelte man mit den Blüten Hepatitis und Leberzirrhose.

Die weißen Blütensterne des Jasmin verströmen einen betörenden Duft.

Pflanzenbeschreibung
Kräftige, bis 6 Meter hohe, immergrüne Kletterpflanze mit leuchtend grünen Blättern und wunderschönen weißen, sternförmigen Blüten, die erst nach Einbruch der Dunkelheit gepflückt werden.

Charakteristika
Antidepressiv, erotisierend, berauschend, steigert das Selbstwertgefühl

Nachts entfaltet der Duft der Jasminblüten seine volle Intensität.

EIGENSCHAFTEN

Familie **OLEACEAE** (Ölbaumgewächse)

Gewinnungsmethode
Lösungsmittelextraktion (früher Enfleurage) aus den Blüten ergibt sowohl ein Concrete als auch eine Absolue. Das ätherische Öl wird durch Wasserdampfdestillation aus der Absolue hergestellt. Der Extraktionsprozeß ist sehr aufwendig und man benötigt immense Mengen Blüten.

Hauptbestandteile
Benzyl, Farnesol, Geraniol, Nerol, Terpineol (Alkohole); Lynalylacetat, Methylanthranilat (Ester); Jasmon (Keton); Eugenol (Phenol)

Note
Basisnote

Duft
Blumig-süß, exotisch, lang anhaltend

Eigenschaften
Antidepressiv, antiseptisch, krampflösend, aphrodisisch, beruhigend, blähungswidrig, entbindungserleichternd, entzündungshemmend, hautpflegend, milchtreibend, narbenglättend, schleimlösend, uteruskräftigend

Mischungen mit
Bergamotte, Geranium, Limette, Mandarine/Tangerine, Melisse, Muskatellersalbei, Neroli, Rose, Rosenholz, Sandelholz, Weihrauch, Ylang-Ylang

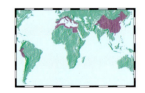

Verbreitung
Ägypten, Marokko, Mittelmeerraum. Heimisch in Peru, Kaschmir und China

ANWENDUNGEN

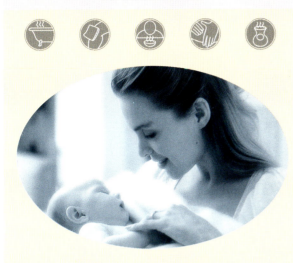

Jasminöl kann die Geburtsschmerzen lindern und auch bei postnatalen Depressionen helfen.

- Kann bei der Geburt gleichzeitig wehenfördernd und schmerzlindernd wirken.
- Hormonregulierend, hilft bei postnatalen Depressionen.
- Vermag Regelschmerzen zu mindern und wird gegen Scheidenentzündung eingesetzt.
- Soll die Spermienbildung anregen und sowohl gegen Impotenz als auch Frigidität helfen – vielleicht wegen seiner entspannenden und das Selbstvertrauen stärkenden Wirkung.
- Reguliert und vertieft die Atmung und lindert Husten und Heiserkeit.
- Kann bei Muskelkrämpfen und Verstauchungen helfen.

WIRKUNGEN

KÖRPERLICH (HAUT)

- Luxuriöses Hauttonikum (teuer, aber sein Geld wert); ausgezeichnet für alle Hauttypen, besonders aber trockene und empfindliche Haut.
- In Mischung mit Lavendel und Mandarine (und Basisöl) kann es zellregenerierend wirkend und die Hautelastizität fördern. Nur in winzigen Mengen verwenden, Überdosierung kann den gegenteiligen Effekt haben.

GEISTIG-SEELISCH

- Exzellent bei Depressionen.
- Beruhigt die Nerven und wirkt gefühlserwärmend. Jasminöl beeinflußt in hohem Maße die Gefühlsebene, vor allem in Form einer Massage.
- Stärkt das Selbstvertrauen, erleichtert Problembewältigung und verleiht Optimismus und Vitalität.
- Wie Geranium kann Jasminöl je nach individuellem Bedürfnis beruhigen oder aufmuntern.

VORSICHT

Bei der Geburt einsetzen, wenn die Wehen weit fortgeschritten sind. Dann kann es sehr wohltuend wirken, da es die Gebärmutterkontraktionen verstärkt und zugleich den Schmerz lindert.

KULTURGESCHICHTLICHES

- Jasminöl galt schon früh als Aphrodisiakum.
- Es wird in Indien bei Zeremonien eingesetzt.
- Die alten Chinesen benutzten Jasminöl zur Luftreinigung in Krankenzimmern. Betrunkenen Gästen sollte es zu einem klaren Kopf verhelfen.
- Gegen nervositätsbedingte Beschwerden wie Schlaflosigkeit und Kopfschmerzen.
- In China wird viel Jasmintee getrunken, in Indonesien dient Jasmin zum Garnieren von Speisen.

UNTEN: *Jasmintee wird in China gerne getrunken.*

RECHTS: *Jasmin-, Mandarinen- und Lavendelöl in einem Basisöl (etwa Soja) fördern das Zellwachstum.*

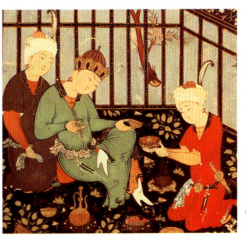

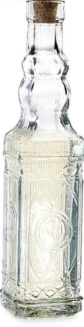

Wacholder

JUNIPERUS COMMUNIS

WACHOLDER-
BEEREN

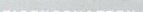

WACHOLDERÖL

Wacholder verleiht Gin seinen charakteristischen Geschmack, und die Beeren sind ein beliebtes Gewürz. Er wirkt harntreibend und wird bei Blasenentzündung und Prostataproblemen empfohlen. Außerdem soll er bei Darminfektionen helfen und Zecken und Flöhe abhalten.

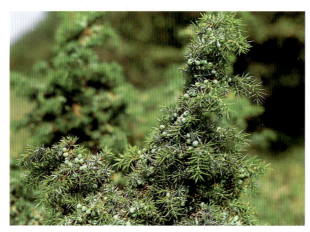

OBEN: *Wacholder ist ein langsam wachsender Strauch mit bläulichgrünen, spitzen Nadeln.*

Pflanzenbeschreibung
Rötlicher Stamm, nadelförmige Blätter, kleine gelbe Blüten und blaue Beeren, die mit der Reife schwarz werden.

Charakteristika
Erotisierend, adstringierend, reinigend, entgiftend

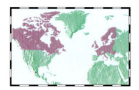

Verbreitung
Ungarn, Italien, Frankreich, Kanada. Heimisch im nördlichen Europa.

EIGENSCHAFTEN

Familie **CUPRESSACEAE** *(Zypressengewächse)*

Gewinnungsmethode
Wasserdampfdestillation aus Beeren, Nadeln und Holz. In geringen Mengen werden auch Resinoide und Concrete hergestellt.

Hauptbestandteile
Borneol, Terpineol (Alkohole); Cadinen, Cedren (Sesquiterpene); Camphen, Mercen, Pinen, Sabinen (Terpene).

Note
Herznote

Duft
Pfeffrig, klar und frisch

Eigenschaften
Abtreibend, als Gegengift wirkend, anregend, antirheumatisch, antiseptisch, beruhigend, blähungswidrig, blutreinigend, desinfizierend, entgiftend, geburtsbeschleunigend, erotisierend, harntreibend, hautrötend, insektenabwehrend, krampflösend, magenstärkend, menstruationsfördernd, narbenglättend, nervenstärkend, schweißtreibend, wundheilend

Mischungen mit
Bergamotte, Geranium, Grapefruit, Lavendel, Lemongrass, Limette, Melisse, Muskatellersalbei, Rosmarin, Sandelholz, Vetiver, Weihrauch, Zypresse

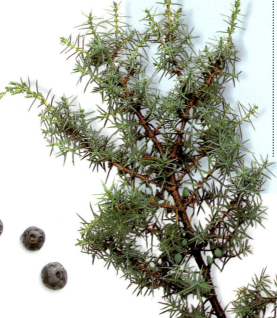

LINKS: *Wacholdersträucher tragen spitze, stechende Nadeln und gelbe Blüten. Die Beeren benötigen bis zu drei Jahren zur Reife.*

ANWENDUNGEN

- Wirkt gegen Wasseransammlungen, lindert die Symptome von Blasenentzündung und erleichtert das Wasserlassen bei Prostataproblemen.
- Kann gegen Cellulite helfen.
- Reguliert den Regelzyklus und lindert Menstruationsschmerzen.
- Entgiftet Leber, Darm und Blase, vor allem nach überreichem Essen oder Alkoholgenuß. Appetitregulierend.
- Als Badezusatz aufmunternd.
- Kann bei Hämorrhoiden helfen.
- Senkt den Harnsäurewert, daher gut bei Arthritis, Gicht und Ischias.
- Mit Wasser verdünnt empfehlenswertes Desinfektionsmittel für den Hausgebrauch.

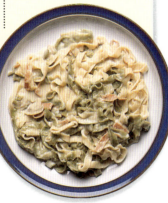

RECHTS: *Wacholderöl beugt der Ablagerung von Giftstoffen nach reichhaltigem Essen vor.*

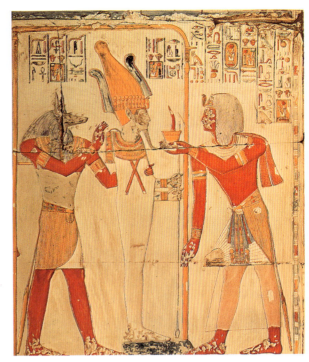

Die alten Ägypter salbten die Leichname vor dem Einbalsamieren mit Wacholderöl.

WIRKUNGEN

ÄUSSERLICH (HAUT)
- Tonikum für fettige und unreine Haut
- Gut bei feuchten Ekzemen, Akne, verstopften Poren, Zecken, Flöhen, Dermatitis und Schwellungen.

GEISTIG-SEELISCH
- Klärend, erhellend und anregend für den Geist.
- Bekanntes Stärkungsmittel in schweren Zeiten.
- Baut das Selbstwertgefühl auf.

VORSICHT

Während der Schwangerschaft meiden! Auch bei Nierenerkrankungen besser nicht verwenden, da es deren Funktion zu stark anregen kann. In großen Mengen hautreizend.

KULTURGESCHICHTLICHES

- Einer der ersten vom Menschen benutzten Aromastoffe. Überreste wurden schon in prähistorischen Wohnstätten gefunden.

- Die alten Ägypter salbten damit Leichname und verwendeten die Beeren für Kosmetika, Parfüm und als Kopfschmerzmittel.

- Im klassischen Altertum (und noch 1870 in französischen Hospitälern) wurden zur Desinfektion Wacholderzweige verbrannt.

- In England verbrannte man Wacholder, um Hexen und Dämonen zu vertreiben sowie Cholera und Typhus zu bekämpfen.

- Galt als wirksame Arznei gegen Kopfschmerzen und sollte die Jugend verlängern.

- Das keltische Wort *juneprus* bedeutet »sauer« oder »beißend«.

- In Mitteleuropa betrachtete man es als Wundermittel gegen Typhus, Cholera, Ruhr und Bandwürmer.

- In der Mongolei verabreichte man es Frauen kurz vor der Entbindung. In Tibet wird es als Räucherwerk benutzt, und Indianer verbrennen Wacholder bei Reinigungsritualen.

- Den Beeren verdankt Gin sein charakteristisches Aroma.

Lavendel

LAVANDULA ANGUSTIFOLIA

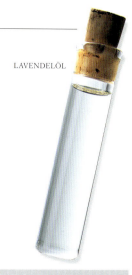
LAVENDELÖL

LAVENDELBLÄTTER

In Zeiten der Pest trugen viele Leute getrocknete Lavendelblüten mit sich, um die Krankheit abzuwehren. Noch heute gibt man Lavendelsäckchen zwischen die Wäsche, da ihr Aroma Motten fernhält.

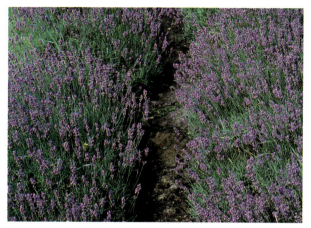

Lavendel treibt im Sommer kräftig duftende, violettblaue Blüten.

EIGENSCHAFTEN

Familie **LAMIACEAE** (Lippenblütler)

Gewinnungsmethode
Wasserdampfdestillation aus frischen Blütenköpfen. Durch Lösungsmittelextraktion werden eine Absolue und ein Concrete hergestellt.

Hauptbestandteile
Borneol, Geraniol, Lavendulol, Linalool (Alkohole); Geranylacetat, Lavandulylacetat, Linalylacetat (Ester); Cineol (Oxid); Caryophyllen (Sesquiterpen); Limonen, Pinen (Terpene)

Note
Herznote

Duft
Leicht und blumig, mit deutlich holzigem Unterton.

Eigenschaften
Abschwellend, als Gegengift wirkend, anregend, antidepressiv, antimikrobiell, antirheumatisch, antiseptisch, antiviral, bakterizid, beruhigend, blähungswidrig, blutdrucksenkend, desodorierend, entgiftend, entzündungshemmend, galletreibend, harntreibend, herzstärkend, insektenabwehrend, krampflösend, menstruationsfördernd, narbenglättend, nervenstärkend, pilztötend, schmerzlindernd, schweißtreibend, wundheilend, wurmtreibend, zellregenerierend

Mischungen mit
Bergamotte, Geranium, Jasmin, Kiefer, Mandarine/Tangerine, Muskatellersalbei, Neroli, Patchouli, Römischer Kamille, Rose, Rosmarin, Zitrone

Pflanzenbeschreibung
Immergrüner, aromatischer Strauch mit blaßgrünen Blättern und hellvioletten Blüten

Charakteristika
Antidepressiv, antiseptisch, ausgleichend, beruhigend, erhellend, entspannend

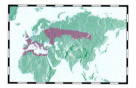

Verbreitung
Mittelmeerraum, Süden der GUS, Bulgarien, Bundesrepublik Jugoslawien, England, Frankreich

Lavendelblätter sind sehr schmal und stark aromatisch.

WIRKUNGEN

ÄUSSERLICH (HAUT)
- Fördert das Zellwachstum, reguliert (vor allem in Mischung mit Bergamotte) die Talgproduktion.
- Beschleunigt die Heilung von Verbrennungen (auch bei Sonnenbrand).
- Hilft gegen Akne, Fußpilz, Ekzeme und Schuppenflechte.
- Nützlich bei Abszessen und Furunkeln; vermindert Pilzwachstum, Schwellungen, häßliche Narbenbildung und Schwangerschaftsstreifen.
- Als Haarwasser

Lavendelduft hält lange an und zählt zu den ältesten und beliebtesten Parfüms.

GEISTIG-SEELISCH
- Hilfreich gegen rasche Stimmungswechsel.
- Wirkt ausgleichend auf das zentrale Nervensystem und kann bei manischer Depression helfen.
- Beruhigt die Seele, mindert Ärger und Erschöpfung.

VORSICHT
Bei niedrigem Blutdruck kann Lavendel zu leichtem Schwindel und Müdigkeit führen.

KULTURGESCHICHTLICHES

- Lavendel war der nordischen Göttin der Unterwelt geweiht und schützte angeblich vor dem bösen Blick.

- Hildegard von Bingen empfahl Lavendel im 12. Jahrhundert als »Hirnkraut«, das den Geist rein erhalte.

- Lavendel zählt zu den ältesten Parfüms und Hausmitteln – beruhigend, stärkend und insektenvertreibend.

- Im elisabethanischen England nähten sich Frauen Lavendelsäckchen in die Kleider, und noch heute legt man Lavendelbüschel zwischen die Wäsche.

Lavendel wird seit jeher als Badezusatz geschätzt: Sein Name geht auf das lateinische Wort lavare (=»waschen«) zurück.

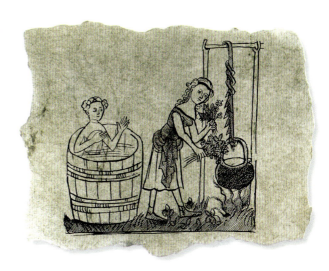

ANWENDUNGEN

- Das aus therapeutischer Sicht wohl nützlichste Öl, da es beruhigend, antiseptisch und schmerzlindernd wirkt.
- Enthält viele chemische Inhaltsstoffe und besitzt u.a. die Eigenschaft, auf sämtliche Körpersysteme ausgleichend zu wirken.
- Fördert erholsamen Schlaf und lindert Kopfschmerzen.

     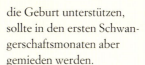

- Hilft bei Bronchialerkrankungen, Heuschnupfen, Katarrh, Grippesymptomen und Asthma.
- In Mischung mit Majoran schmerzstillend, vor allem bei Muskelzerrungen, Rheuma und Regelschmerzen.
- Wie Jasmin kann Lavendel die Geburt unterstützen, sollte in den ersten Schwangerschaftsmonaten aber gemieden werden.
- Kann bei Übelkeit und Blähungen helfen.
- Regt die Galleproduktion an und fördert den Fettstoffwechsel.

- Kann den Blutdruck senken und Herzklopfen bessern.
- Trägt zum Abbau von Wasseransammlungen bei und kann die Begleitbeschwerden von Blasenentzündung mindern.
- Guter Insektenabwehrstoff; kann auch direkt (unverdünnt) auf Stiche, Wunden und blaue Flecken gegeben werden.

Teebaum (Tea tree)

MELALEUCA ALTERNIFOLIA

Die heilenden Kräfte des Öls, das aus den Blättern und Zweigen dieses australischen Baumes gewonnen wird, sind mehr als beeindruckend und haben es in den Blickpunkt modernster medizinischer Forschung gerückt. Die Aborigines nutzen sie freilich schon jahrhundertelang.

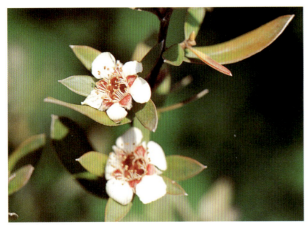

Der Teebaum ist ein in Australien, vorwiegend in New South Wales heimischer kleiner Baum oder Strauch.

EIGENSCHAFTEN

Familie **MYRTACEAE** (Myrtengewächse)

Gewinnungsmethode
Wasserdampfdestillation aus Blättern und Zweigen

Hauptbestandteile
Terpineol (Alkohol); Cineol (Oxid); Cymen, Pinen, Terpinen (Terpene)

Note
Kopfnote

Duft
Wärmend, würzig-frisch

Eigenschaften
Abwehrkräftesteigernd, antibiotisch, antiseptisch, antiviral, bakterizid, balsamisch, entgiftend, entzündungshemmend, herzstärkend, insektenabwehrend, narbenglättend, pilztötend, schleimlösend, schweißtreibend, wundheilend

Mischungen mit
Eukalyptus, Ingwer, Kiefer, Lavendel, Mandarine/Tangerine, Muskatellersalbei, Rosmarin, Thymian, Ylang-Ylang, Zitrone, Zypresse

Pflanzenbeschreibung
Kleiner Baum oder Strauch mit nadelförmigen Blättern und gelben oder purpurnen Blüten. Gedeiht wild in Sumpfzonen, wird aber mittlerweile in Plantagen angebaut.

Charakteristika
Antiviral, antibakteriell und pilztötend

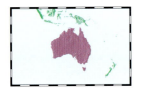

Verbreitung
Australien

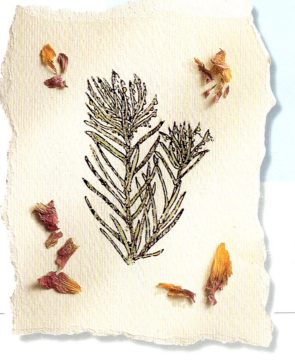

Teebaumöl wird aus Blättern und Zweigen der Pflanze destilliert.

WIRKUNGEN

ÄUSSERLICH (HAUT)
- Reinigend und antiseptisch
- Kann Windpocken- und Masernpusteln abheilen lassen und hilft bei spröder, rissiger Haut.
- Gut gegen Akne, Verbrennungen, Blasen, Warzen, Fußpilz, Sonnenbrand, Herpes, Insektenstiche, Krampfadern und Schuppen. Kann direkt (unverdünnt) auf die betroffenen Stellen aufgetupft oder verdünnt als Kompresse, Waschung oder Haarwasser verwendet werden. Nicht direkt auf Krampfadern massieren!

GEISTIG-SEELISCH
- Kann erfrischend und aufmunternd wirken, vor allem nach einem Schock.

VORSICHT

Kann in Erste-Hilfe-Fällen unverdünnt aufgetragen werden, besser ist jedoch, Sie machen vorher eine Verträglichkeitsprobe. Nur direkt auf die betroffene Hautstelle geben!

KULTURGESCHICHTLICHES

- Seit alters her von den australischen Aborigines zur Behandlung entzündeter Wunden verwendet.

- Der Name stammt von der Crew Kapitän Cooks, die aus den Blättern einen Tee brühte. Gelangte erst gegen 1927 nach Europa, wo man jedoch rasch die antiseptischen und keimtötenden Eigenschaften erkannte.

- Im Zweiten Weltkrieg war es Bestandteil der Erste-Hilfe-Päckchen von Tropeneinheiten und wurde in Munitionsfabriken zur Behandlung von Hautverletzungen benutzt.

- Trotz seiner anerkannten immunstimulierenden Wirkung ist das Öl relativ neu in der Aromatherapie.

- In Frankreich, den USA und Australien beschäftigen sich Wissenschaftler mit den infektionshemmenden und antiviralen Eigenschaften der Pflanze.

UNTEN: *Im Zweiten Weltkrieg behandelten in den Tropen stationierte Truppen Wunden mit Teebaumöl.*

ANWENDUNGEN

- Teebaumöl stärkt die körpereigenen Abwehrkräfte im Kampf gegen Infektionen.
- Gut bei Grippe und Katarrh.
- Wirkt auf die Atemwege und kann bei Keuchhusten, Tuberkulose, Asthma, Bronchitis und Sinusitis Linderung bringen.
- Hilft dem Körper, chronische und schwächende Krankheiten wie Drüsenfieber endgültig loszuwerden.
- Wird zur Zeit in seiner Wirksamkeit gegen AIDS getestet.
- Wird bei durch den Pilz *Candida albicans* verursachten Pilzkrankheiten eingesetzt.
- Mindert Juckreiz und Symptome von Blasenentzündung.
- Bildet bei Strahlentherapie eine schützende Schicht über der Haut.

- Massagen mit Teebaumöl (in Basisöl) werden als Vorbereitung zu Operationen empfohlen und helfen auch gegen postoperativen Schock. Die Operationswunde oder frische Operationsnarben selbst nicht massieren!
- Gut bei Mittelohr- und Darmentzündungen. Kann Darmparasiten abtöten.

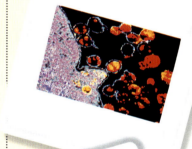

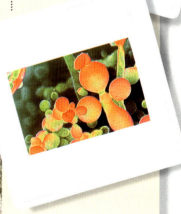

GANZ OBEN: *Teebaumöl wird im Einsatz gegen AIDS getestet.*

OBEN: *Es wirkt gegen Pilzerkrankungen, ausgelöst von* Candida albicans.

Niaouli

MELALEUCA VIRIDIFLORA

Der in Australien und Neukaledonien heimische Niaouli-Baum wird gegen eine Vielzahl von Beschwerden verwendet. Stark antiseptisch, kommt er in Krankenhäusern zum Einsatz, findet sich aber auch in pharmazeutischen Produkten wie Mundwasser und Zahncreme und dient zur Reinigung von Wasser.

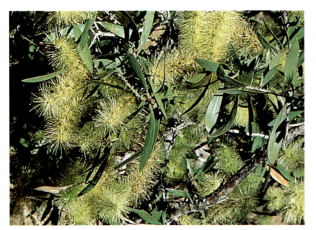

Die Blätter des immergrünen Niaouli-Baumes verströmen beim Zerstoßen ein intensives Aroma.

EIGENSCHAFTEN

Familie **MYRTACEAE** (Myrtengewächse)

Gewinnungsmethode
Wasserdampfdestillation aus frischen Zweigen, Blättern und Trieben. Die hautreizenden Aldehyde werden dabei häufig entfernt.

Hauptbestandteile
Valeriansäure; Terpinol (Alkohol); Cineol (Keton); Limonen, Pinen (Terpene)

Note
Kopfnote

Duft
Scharf, klar und intensiv

Eigenschaften
Abschwellend, antirheumatisch, antiseptisch, aufmunternd, bakterizid, balsamisch, fiebersenkend, insektenabwehrend, krampflösend, narbenglättend, schleimlösend, schmerzstillend, wundheilend, wurmtreibend

Mischungen mit
Fenchel, Kiefer, Lavendel, Limette, Myrte, Rosmarin, Wacholder, Zitrone

Pflanzenbeschreibung
Immergrüner Baum mit spitzen Blättern und gelben Blüten

Charakteristika
Antseptisch, reinigend, psychisch und physisch anregend

Niaouli-Öl wird aus den Blättern und jungen Zweigen destilliert.

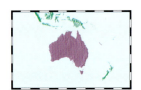

Verbreitung
Neukaledonien, Australien

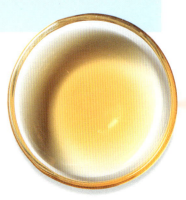

NIAOULIÖL

ANWENDUNGEN

- Gewebekräftigend, vor allem für Lungengewebe, daher gut gegen Lungenemphysem, Bronchitis und Asthma.
- Regt lokal die Durchblutung an und steigert die Aktivität der weißen Blutkörperchen.
- Allgemein heilendes und anregendes Öl, hilfreich bei Erkältungen, Fieber und Grippe.
- Am besten gleich zu Beginn der Erkrankung verwenden.
- Reinigt die Atemwege, Ohren, Nase und Hals.
- Wohltuend bei Katarrh, Halsentzündung, Bronchitis, Grippe, Keuchhusten und Tuberkulose.
- Gut gegen Infektionen im Magendarmbereich und Urogenitaltrakt, auch gegen Darmparasiten.
- Kann durch Muskelverspannungen, Rheuma und Neuralgie bedingte Schmerzen lindern.
- Bei der Krebstherapie wird die Haut vor der Bestrahlung mit Niaouli eingerieben, das vor Verbrennungen schützt.
- Beschleunigt die Heilung bei Verbrennungen.

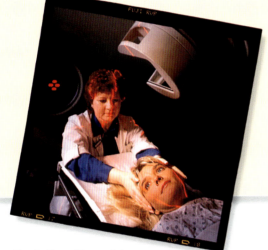

OBEN: *Vor der Bestrahlung wird Niaouli auf die Haut aufgetragen, um Verbrennungen vorzubeugen.*

UNTEN RECHTS: *Im Nahen Osten ist Niaouli fester Bestandteil des Tee-Rituals.*

VORSICHT

Ungiftig, nicht reizend, nicht phototoxisch. Wird leider häufig verfälscht und gelegentlich mit Cajeputöl verwechselt (oder gemischt), das ähnliche Eigenschaften besitzt, aber die Haut reizt. Achten Sie beim Kauf auf hochwertige Qualität. Da es stark anregend wirkt, abends nur in Verbindung mit beruhigenderen Ölen verwenden.

WIRKUNGEN

ÄUSSERLICH (HAUT)
- Starkes, nicht hautreizendes Antiseptikum, das zudem das Gewebe festigt; gut bei Akne, Furunkeln, Geschwüren, Schnittwunden und Insektenstichen.
- Regt die Gewebebildung an und beschleunigt die Heilung bei kleinen Brandwunden.
- Als Verdünnung zum Waschen infizierter Wunden

GEISTIG-SEELISCH
- Wirkt erhellend und belebend.
- Steigert die Konzentrationsfähigkeit.

KULTURGESCHICHTLICHES

- Die gute Luft Neukaledoniens und das dortige Fehlen von Malaria wird dem Niaouli-Baum zugeschrieben.
- Dient in Neukaledonien zur Wasserreinigung.
- Wird im Nahen Osten als Tee getrunken.
- Der lateinische Name geht auf Kapitän Cooks Ankunft in Australien 1788 zurück.
- Wird in französischen Krankenhäusern in der Gynäkologie als Antiseptikum benutzt.

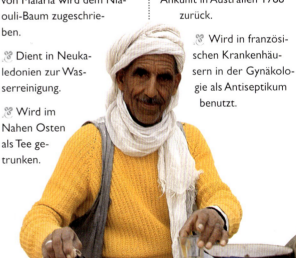

Melisse

MELISSA OFFICINALIS

Im klassischen Altertum war die Melisse der Göttin Diana geweiht. Naturheilkundige wissen seit Jahrhunderten um ihre aufmunternde Wirkung, und die moderne Aromatherapie setzt sie gegen Depressionen ein. Auch beliebter Duftbestandteil von Kosmetika und Parfums.

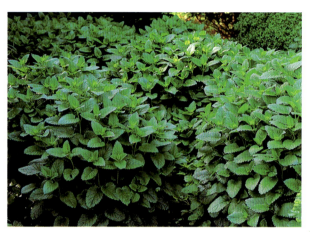

Am besten schmecken Melisseblätter direkt nach Erscheinen der Blüten. Sie eignen sich als aromatische Salatzutat.

Pflanzenbeschreibung
Süß duftendes Kraut mit leuchtend grünen, gezähnten Blättern und gelben, weißen oder rosa Blüten

Charakteristika
Beruhigend, stärkend, aufmunternd

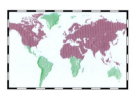

Verbreitung
Europa, Asien, Nordamerika, Nordafrika, Sibirien

EIGENSCHAFTEN

Familie **LAMIACEAE** *(Lippenblütler)*

Gewinnungsmethode
Wasserdampfdestillation aus Blättern und den Spitzen der Blütenstände. Sämtliche Pflanzenteile enthalten ätherisches Öl.

Hauptbestandteile
Citronellol, Geraniol, Linalool (Alkohole); Citral, Citronellal (Aldehyde); Geranylacetat (Ester); Caryophyllen (Sesquiterpen)

Note
Herznote

Duft
Süß und frisch, mit blumigem Unterton

Eigenschaften
Anregend, antiallergisch, antidepressiv, Antihistaminikum, bakterizid, beruhigend, blähungswidrig, blutdrucksenkend, fiebersenkend, herzstärkend, krampflösend, magenstärkend, menstruationsfördernd, nervenstärkend, schweißtreibend, uteruswirksam, verdauungsfördernd, wurmtreibend

Mischungen mit
Basilikum, Geranium, Ingwer, Jasmin, Lavendel, Majoran, Neroli, Römischer Kamille, Rose, Rosmarin, Wacholder, Weihrauch, Ylang-Ylang

MELISSENÖL

Die hellgrünen, gezähnten Blätter der Melisse verströmen zitronigen Duft.

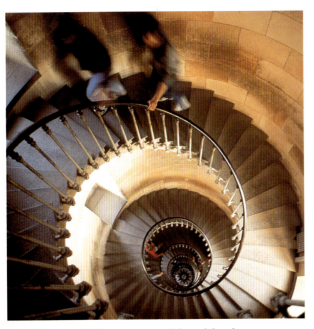

Melisse kann gegen Schwindel und Gleichgewichtsstörungen helfen.

ANWENDUNGEN

- Wirkt menstruationsregulierend, lindert Regelschmerzen und stärkt die Gebärmutter.
- Stärkt das Herz und senkt den Blutdruck, beruhigt bei Erschöpfung und Überreiztheit.
- Verlangsamt die Atmung und reguliert nervöse Verdauungsstörungen, hilft bei Magenverstimmung und Übelkeit.
- Wird gegen Erkältungen, chronischen Husten und Fieber eingesetzt und lindert Migräne und Kopfschmerzen.
- Wegen seiner Wirkung als Antihistaminikum gut bei Allergien, auch bei Asthma, da es Atemprobleme beseitigen hilft.
- Allgemein insektenabwehrend, lockt jedoch Bienen an.

WIRKUNGEN

ÄUSSERLICH (HAUT)
- Gegen fettiges Haar und vorzeitige Glatzenbildung.
- Kann bei Wunden die Blutung mindern.
- Wird gegen Pilzinfektionen und Ekzeme eingesetzt.
- Hilft bei Insektenstichen (v.a. Bienen).

VORSICHT
Da Melisse menstruationsregulierend wirkt, während der Schwangerschaft besser meiden. Kann (v. a. in Verfälschungen) empfindliche Haut reizen.

GEISTIG-SEELISCH
- Beruhigt im Falle von Schock, Panik oder Hysterie.
- Traditionelles Herzstärkungsmittel
- Lindert Depressionen, Schlaflosigkeit und nervöse Ängste.
- Wirkt ausgleichend auf die Gefühlsebene.
- Unterstützt in Trauerfällen (auch bei Fehlgeburt), möglicherweise auch bei der Sterbehilfe.
- Beseitigt mentale Blockaden und beruhigt bei Hysterie.
- Kann bei Schwindel helfen.

KULTURGESCHICHTLICHES

- Melittea ist das griechische Wort für Biene, und Melissa lautet der Name der griechischen Schutzgöttin dieses Tieres.
- In der griechischen Mythologie fütterten Bienen den kleinen Jupiter mit Honig; Melissenhonig gilt als besonders delikat.
- Berühmt für seine verjüngenden Eigenschaften.
- Paracelsus bezeichnete sie als »Lebenselixier«.
- Hildegard von Bingen notiert: »Die Melisse hat die Kraft von 15 Kräutern.«
- Im elisabethanischen England wurden die Blätter bei der Weinherstellung verwendet, zudem sind sie Bestandteil von Fußbodenwachs.
- Ein Oxford-Professor empfahl sie im 16. Jahrhundert seinen Studenten als kopfreinigend, aufnahmefördernd und gedächtnisschärfend.
- Wird häufig mit billigerem Lemongrass- oder Zitronenöl verfälscht, da reine Melisse sehr teuer ist.

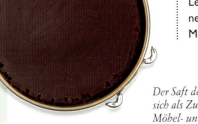

Der Saft der Melisse findet sich als Zusatz in vielen Möbel- und Fußbodenpolituren.

AROMATHERAPIE

Myrte

MYRTUS COMMUNIS

MYRTENBLÄTTER

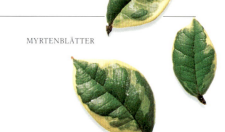

Aphrodite und der ägyptischen Göttin Hathor geweiht, ist die Myrte von alters her Symbol für Reinheit und Liebe. Sie gilt als Glückssymbol für Liebende und findet sich häufig in Brautsträußen oder als Kopfschmuck. Bei den Römern wurde sie als Dekoration bei Hochzeiten benutzt.

Die weißen Blüten des Myrtestrauchs verströmen von Sommer bis Herbst einen süßlichen Duft.

EIGENSCHAFTEN

Familie **MYRTACEAE** (Myrtengewächse)

Gewinnungsmethode
Wasserdampfdestillation aus Blättern, Zweigen und Blüten

Hauptbestandteile
Geraniol, Linalool, Myrtenol, Nerol (Alkohole); Myrtenal (Aldehyd); Cineol (Oxid); Camphen, Dipenten, Pinen (Terpene)

Note
Herznote

Duft
Frisch, durchdringend

Eigenschaften
Adstringierend, antiseptisch, bakterizid, beruhigend (mild), blähungswidrig, gegen Katarrh, insektenvertreibend, schleimlösend

Mischungen mit
Bergamotte, Ingwer, Lavendel, Lemongrass, Limette, Muskatellersalbei, Neroli, Rosenholz, Rosmarin, Teebaum, Zitrone

Pflanzenbeschreibung
Großer Busch oder kleiner Baum mit vielen schlanken Ästen, rötlicher Rinde und kleinen, spitz zulaufenden Blättern. Die Myrte trägt weiße Blüten und schwarze Beeren. Blätter wie Blüten sind aromatisch.

Charakteristika
Antiseptisch, aphrodisisch, erfrischend, anregend, aufmunternd

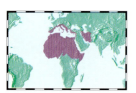

Verbreitung
Mittelmeerraum, Nordafrika, Iran

MYRTENÖL

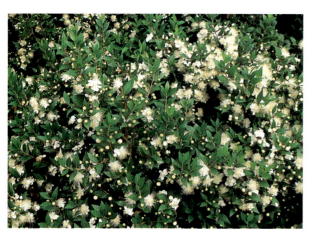

Die glänzenden Blätter der Myrte sind süßlich-aromatisch.

KULTURGESCHICHTLICHES

- Im alten Rom wurde Myrte bei Problemen der Atem- und Harnwege verwendet.
- Die Ägypter benutzten in Olivenöl eingeweichte Blätter als Umschläge.
- Bei den Griechen galt sie als Symbol der Unsterblichkeit und wurde Liebestränken zugesetzt.
- Sieger bei den Olympischen Spielen wurden mit einem Myrtenkranz gekrönt.
- Der Legende zufolge verbarg sich Aphrodite nach ihrer Geburt aus dem Meeresschaum in einem Myrtengebüsch. Seither wird die Pflanze mit Keuschheit und wahrer Liebe assoziiert.
- Manche Frauen in Südfrankreich trinken noch immer Myrtetee, um ihre Jugend zu bewahren.
- Ein Myrtenzweig an der Tür soll gegen den bösen Blick schützen.
- In biblischen Zeiten trugen jüdische Frauen Myrtengirlanden als Talisman.
- Blätter und Blüten waren Bestandteil des im 16. Jahrhundert geschätzten Hautpflegemittels »Engelswasser«. Damals glaubte man, Myrte könne Hautkrebs heilen.
- Heute flicht man Myrtenzweige in Brautbouquets, und sie ist Bestandteil von Babypuder.

VORSICHT
Bei längerer Anwendung kann sie die Schleimhäute reizen.

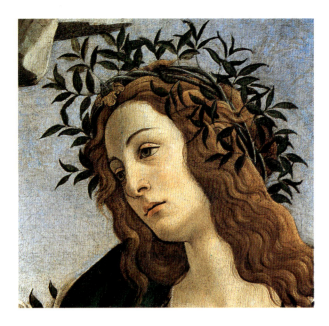

RECHTS OBEN: *Jüdische Frauen trugen Myrtenzweige als Glücksbringer. Heute schmücken sich viele Bräute mit einem Myrtenkranz.*

ANWENDUNGEN

- Fördert erholsamen Schlaf und reduziert überschüssige Feuchtigkeit, hilft also bei Bronchitis, Katarrh und nächtlichen Schweißausbrüchen.
- Myrtenöl im Zimmer eines erkälteten Kindes verdampfen und/oder damit (in sehr starker Verdünnung mit Basisöl oder Lotion) Brust und Rücken einreiben (als vorbeugende und lindernde Maßnahme). Riecht weniger streng als Eukalyptus.
- Wirkt regulierend auf den Urogenitaltrakt. Kann bei Durchfall, Hämorrhoiden und Blasenentzündung helfen und stärkt die Gebärmutter.

UNTEN: *Myrtenöl in der Aromalampe hilft gegen verstopfte Nase und Husten.*

WIRKUNGEN

ÄUSSERLICH (HAUT)
- Antiseptisch und adstringierend, daher hautreinigend; vor allem bei fettiger Haut nützlich.
- Kann bei Akne, blauen Flecken und verstopften Poren helfen (Waschungen und Kompressen).
- Soll das Krankheitsbild bei Schuppenflechte verbessern.

GEISTIG-SEELISCH
- Wirkt beruhigend bei Ärger. Leicht, rein und erfrischend, kann Myrte die Stimmung heben.

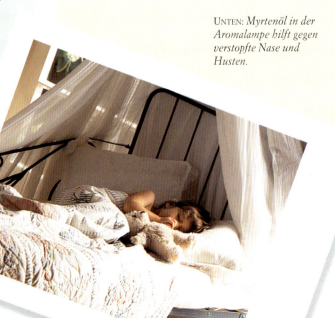

Basilikum

OCIMUM BASILICUM

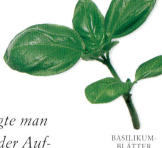

BASILIKUM-
BLÄTTER

Basilikum gilt in Indien als heiliges Kraut, vor Gericht legte man darauf seinen Eid ab. Der Legende zufolge wuchs es nach der Auferstehung rings um das leere Grab Christi, und in der griechischorthodoxen Kirche wird es noch heute dem Weihwasser zugesetzt.

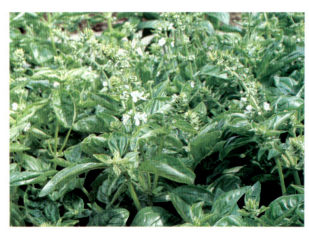

Kleine, rosa-weiße Blüten schmücken im Spätsommer das Basilikum.

Pflanzenbeschreibung
Einjähriges Kraut mit dunklen, behaarten, ovalen Blättern, aufrechtem Stengel und blaßrosa Blüten

Charakteristika
Erotisierend, kopfwirksam, erhellend, stärkend, insektenabwehrend, aufmunternd, wärmend

EIGENSCHAFTEN

Familie **LAMIACEAE** (Lippenblütler)

Gewinnungsmethode
Wasserdampfdestillation aus der ganze Pflanze

Hauptbestandteile
Linalool (Alkohol); Borneon, Camphor, Cineol (Oxid); Methylchavicol, Eugenol (Phenole); Ocimen, Pinen, Sylvestren (Terpene)

Note
Kopfnote

Duft
Leicht, frisch, süß-würzig. Die ganze Pflanze ist stark aromatisch

Eigenschaften
Anregend, antiallergisch, antiseptisch, bakterizid, blähungswidrig, erotisierend, fiebersenkend, insektenabwehrend, kopfwirksam, kräftigend, krampflösend, magenstärkend, menstruationsfördernd, milchtreibend, nervenstärkend, schleimlösend, schmerzlindernd, schweißtreibend, verdauungsfördernd, wurmtreibend

Mischungen mit
Bergamotte, Geranium, Lavendel, Limette, Melisse, Muskatellersalbei, Neroli, Sandelholz

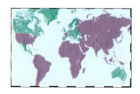

Verbreitung
Nordafrika, Frankreich, Seychellen, Cypern, Réunion, USA, Südamerika. Heimisch in Asien, Afrika und im Pazifischen Raum

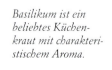

BASILIKUMÖL

Basilikum ist ein beliebtes Küchenkraut mit charakteristischem Aroma.

ANWENDUNGEN

- Bei Kopfschmerzen, Migräne und Infektionen des Brustraums.
- Wird bei Allergien im Bereich der Atemwege (Asthma, Heuschnupfen) eingesetzt, da es auf streßbedingte Allergien wirkt.
- Lindert Übelkeit, Verdauungsprobleme und Magenverstimmung und hilft bei Schluckauf.
- Gut zum Entschlacken geeignet.
- Regt die Östrogenproduktion an und kann deshalb die Monatsblutung regulieren.
- Nützlich bei Insektenstichen, auch gut zur Insektenabwehr.
- Kann den Harnsäurespiegel senken und Gicht und Arthritis mildern.
- Regt den Blutkreislauf an, unterstützt die Heilung von Muskelverletzungen und gibt überanstrengten Muskeln neue Kraft.

VORSICHT

Basilikum wirkt stärkend und anregend, kann zu hoch dosiert aber den entgegengesetzten Effekt haben. In der Schwangerschaft meiden.

VORSICHT

Basilikumöl kann hautreizend wirken. Niemals pur auf die Haut bringen. Bei empfindlicher Haut besonders stark verdünnen und vor Anwendung als Badezusatz unbedingt einen Verträglichkeitstest machen.

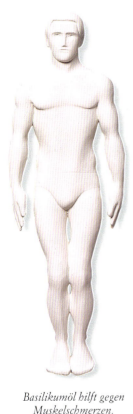

Basilikumöl hilft gegen Muskelschmerzen.

WIRKUNGEN

KÖRPERLICH (HAUT)
- Erfrischend, reinigend und stärkend.
- Kann bei verstopften Poren und möglicherweise auch Akne helfen.

GEISTIG-SEELISCH
- Wirkt erfrischend und belebend auf Geist und Seele, schärft die Sinne und fördert die Konzentration.
- Kann bei Hysterie helfen und nervöse Störungen ausgleichen helfen.
- Stimmungsaufhellend bei Depressionen.
- Gut zur Kräftigung während der Rekonvaleszenz.

KULTURGESCHICHTLICHES

- Basilikos ist das griechische Wort für »königlich«. Es heißt, daß mit Basilikumöl Könige gesalbt wurden.

- In Indien war Basilikum Krishna und Vishnu geweiht. Brahmanen betrachteten das Kraut als heilig und glaubten, wer es trüge, sei gegen psychische und physische Verletzungen gefeit. Auf die Brust gelegt, sollen Basilikumblätter auch die Seelen von Verstorbenen schützen.

- Als Antiseptikum in der ayurvedischen Medizin verwendet.

- In China wird es gegen Magen- und Nierenerkrankungen eingesetzt.

- Gilt seit Jahrhunderten als Aphrodisiakum und ist ein beliebtes Küchenkraut.

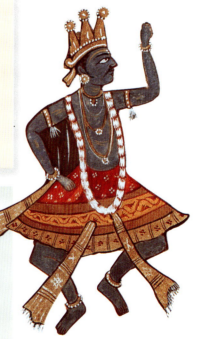

In Indien heißt es, das dem Gott Krishna geweihte Basilikum enthalte eine göttliche Essenz.

Majoran

ORIGANUM MAJORANA

Der Mythologie zufolge bezeichnete Aphrodite dieses aromatische Kraut als Symbol der Glückseligkeit, weshalb es in Griechenland üblich war, frischverheirateten Paaren Majorangirlanden umzulegen. Später band man das Kraut in Biedermeiersträußchen ein, und es war als Badezusatz geschätzt.

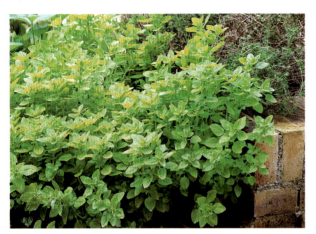

Der bis 50 cm hohe Majoran ist ein buschiges, aromatisch duftendes Kraut.

Pflanzenbeschreibung
Ausdauerndes Kraut mit dunkelgrünen, ovalen Blättern und kleinen, weißen Blüten. Die ganze Pflanze riecht stark aromatisch.

Charakteristika
Eines der beruhigendsten und wärmendsten Öle überhaupt; besonders geeignet für ältere Menschen.

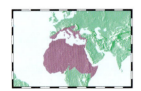

Verbreitung
Ägypten, Marokko, Tunesien, Bulgarien, Ungarn. Heimisch im Mittelmeerraum, in Ägypten und Nordafrika

EIGENSCHAFTEN

Familie **LAMIACEAE** (Lippenblütler)

Gewinnungsmethode
Wasserdampfdestillation aus den getrockneten Blütenköpfen und Blättern

Hauptbestandteile
Borneol, Terpineol (Alkohole); Camphor (Keton), Caryophyllen (Sesquiterpen); Pinen, Sabinen, Terpine (Terpene)

Note
Herznote

Duft
Wärmend, schwer und durchdringend

Eigenschaften
Abführend, anaphrodisisch, Antioxidans, antiseptisch, antiviral, bakterizid, beruhigend, blähungswidrig, blutdrucksenkend, gefäßerweiternd, harntreibend, herzstärkend, kopfwirksam, krampflösend, magenstärkend, menstruationsfördernd, nervenstärkend, pilztötend, schleimlösend, schmerzlindernd, stärkend, verdauungsfördernd, wundheilend

Mischungen mit
Atlaszeder, Bergamotte, Lavendel, Mandarine/Tangerine, Römischer Kamille, Rosenholz, Rosmarin, Ylang-Ylang, Zypresse

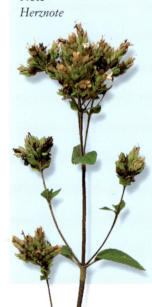

Zerriebene Majoranblätter verströmen einen kräftigen, süßwürzigen Geruch.

VORSICHT

Majoran ist verdünnt absolut ungefährlich. Zu hoch dosiert, kann er schläfrig machen. In der Schwangerschaft lieber meiden und auch nicht passend für Kleinkinder.

WIRKUNGEN

KÖRPERLICH (HAUT)
- Gut bei blauen Flecken und Zeckenbissen. Kann die Durchblutung anregen.
- Beruhigend und wärmend

GEISTIG-SEELISCH
- Wirkt beruhigend auf das zentrale Nervensystem.
- Löst Ängste, mindert Streß und möglicherweise auch tiefer sitzende emotionale Traumata, kann überdosiert jedoch betäubend wirken.
- Stärkt das Selbstvertrauen.
- Mindert Hyperaktivität.

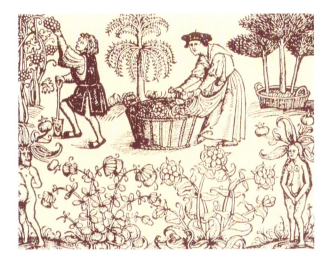

KULTURGESCHICHTLICHES

- Sehr beliebtes Volksheilmittel im antiken Griechenland: gegen Muskelkrämpfe, Wasseransammlungen im Gewebe sowie als Gegengift.

- Die Griechen nannten ihn Orosfanos, was soviel heißt wie »Freude des Berges« und fertigten daraus glückbringende Girlanden für jungverheiratete Paare.

- Wurde auf Friedhöfen und Gräbern angepflanzt, um den Seelen der Verstorbenen Frieden zu bringen.

- In Ägypten war die Pflanze dem Gott Osiris geweiht, in Indien den Göttern Schiwa und Vishnu.

- Englische Mönche bauten Majoran schon im 13. Jahrhundert in Klostergärten an.

- Das Kraut wurde gegen nervöse Beschwerden benutzt und in Molkereien aufgehängt, um ein schnelles Sauerwerden der Milch zu verhindern.

- Majoran wurde Aromawässern und Schnupftabak beigefügt. Frische Blätter im Badewasser sollten gegen Schlaflosigkeit, Übelkeit und Kopfschmerzen helfen.

- Wird von religiösen Orden wegen seiner anaphrodisischen Wirkung geschätzt.

ANWENDUNGEN

- Wunderbares Mittel gegen Muskel- und Gelenkschmerzen.
- Gut bei Regel- und Magenschmerzen, reguliert den Menstruationszyklus.
- Unterstützt die Entgiftung des Körpers und kann gegen Seekrankheit helfen.
- Erweitert Arterien und Blutgefäße und verbessert die Durchblutung v. a. der Extremitäten.
- Herztonikum, kann den Blutdruck absenken.
- Wirkt schleimlösend auf die Atemwege und lindert die Symptome von Asthma, Bronchitis und Sinusitis.
- Gegen Migräne und Schlaflosigkeit

OBEN LINKS: *Majoran gelangte im Mittelalter nach Mitteleuropa und wurde in Klostergärten angebaut.*

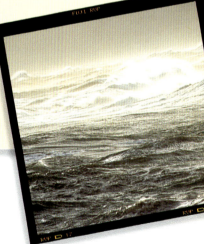

OBEN: *Wer anfällig für Seekrankheit ist, sollte Majoranöl probieren.*

RECHTS: *Majoran war früher Bestandteil von Schnupftabak.*

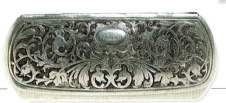

Geranium

PELARGONIUM GRAVEOLENS

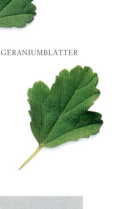

GERANIUMBLÄTTER

Die weithin beliebte Balkonpflanze wird auch von der Kosmetik- und der Nahrungsmittelindustrie geschätzt und in der Volksmedizin gegen Ruhr, Cholera und Knochenbrüche eingesetzt. Frauen hilft sie bei Regel- und Wechseljahresbeschwerden.

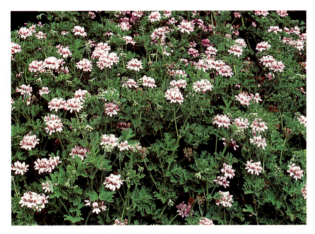

Es gibt über 700 Geranienarten, zur Aromaölerzeugung wird meist Pelargonium graveolens *angebaut.*

EIGENSCHAFTEN

Familie **GERANIACEAE** (Storchschnabelgewächse)

Gewinnungsmethode
Wasserdampfdestillation aus Blätter, Stengeln und Blüten. In geringerem Umfang werden auch Absolue und Concrete produziert.

Hauptbestandteile
Geranial (Säure); Geraniol, Citronellol, Linalool, Myrtenol, Terpineol (Alkohole); Citral (Aldehyd); Methon (Keton); Sabinen (Terpen)

Note
Herznote

Duft
Süß, aber durchdringend

Eigenschaften
Adstringierend, antidepressiv, antiseptisch, blutstillend, blutzuckersenkend, desodorierend, entzündungshemmend, fungizid, gefäßverengend, gerinnungshemmend, harntreibend, insektenvertreibend, narbenglättend, schmerzlindernd, stärkend, wundheilend, wurmtötend, zellregenerierend

Mischungen mit
Angelika/Engelwurz, Atlaszeder, Basilikum, Bergamotte, Grapefruit, Jasmin, Lavendel, Limette, Mandarine/Tangerine, Muskatellersalbei, Neroli, Patchouli, Römischer Kamille, Rose, Rosmarin, Sandelholz, Wacholder

Pflanzenbeschreibung
Bis 60 cm hohe Pflanze mit gelappten Blättern und rosa, roten oder weißen Blüten. Die ganze Pflanze duftet aromatisch.

Charakteristika
Ausgleichend, erheiternd, stärkend, aufmunternd

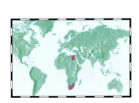

Verbreitung
In Südafrika heimisch, werden Geranien weltweit angebaut. Das Öl kommt v. a. aus Réunion und Ägypten.

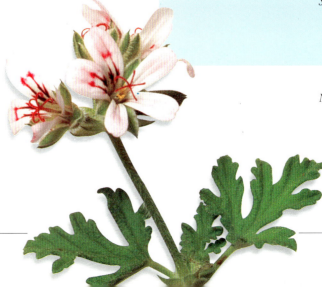

Nicht nur die hübschen Blüten, auch die gelappten Blätter sind aromatisch.

Früher glaubte man, Geranien halten böse Geister vom Haus und seinen Bewohnern fern.

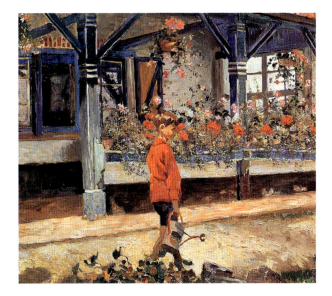

VORSICHT

Geranium ist in geringen Mengen völlig harmlos. Überdosiert kann es jedoch bei empfindlicher Haut Reizungen hervorrufen.

KULTURGESCHICHTLICHES

❦ Früher pflanzte man Geranien rund ums Haus, um dadurch böse Geister fernzuhalten. Aus diesem Brauch hat sich möglicherweise unser heutiger Hausschmuck entwickelt.

❦ Wurde schon früh als Heilmittel angesehen: gegen Wunden, Tumore, Cholera, Ruhr und auch bei Knochenbrüchen.

ANWENDUNGEN

- Wirkt ausgleichend, vor allem auch auf den Hormonhaushalt.
- Regt die Funktion der Nebennierenrinde an, die die Ausschüttung von Hormonen steuert.
- Bei prämenstruellen Beschwerden, starker Periode und Wechseljahresproblemen.
- Kann Wasseransammlungen und Ödeme mindern und wirkt doppelt gegen Cellulite, da es zugleich das Immunsystem stimuliert.
- Kann die Atemwege positiv beeinflussen und bei Halsschmerzen und Mandelentzündung helfen.

- Stärkungsmittel für Leber und Nieren, fördert die Ausscheidung von Giftstoffen. Reinigt die Darmschleimhaut und unterstützt den Entzug.
- Wirkt positiv auf den Blutkreislauf.
- Beruhigt und stärkt das Nervensystem. In einem heißen Bad extrem entspannend, bei kühlerem Wasser eher energiespendend.
- Kann Kopfschmerzen lindern.
- Nützliches Insektenabwehrmittel

WIRKUNGEN

KÖRPERLICH (HAUT)
- Nützlich für alle Hauttypen, da es die Talgproduktion normalisiert.
- Gutes Hautreinigungsmittel, das bei schlechter Durchblutung Abhilfe schafft und auch gegen Akne, Schuppen, Ekzeme, Verbrennungen, Herpes eingesetzt wird.
- Auf betroffene Stellen 1 Tropfen pures Öl träufeln.

GEISTIG-SEELISCH
- Stärkt das Nervenkostüm, mindert Depressionen (vor allem in Verbindung mit Bergamotte) und kann Streß und nervöse Spannungen abbauen helfen.

Auf die Fußsohle aufgetragen hilft es gegen Schweißfüße.

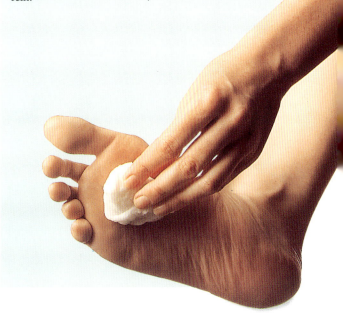

AROMATHERAPIE

Kiefer

PINUS SYLVESTRIS

KIEFERN-
ZAPFEN

Sein charakteristischer frischer Geruch macht Kiefernöl zu einem beliebten Bestandteil von Toilettenartikeln, insbesondere Badezusätzen. Inhaliert lindert es Asthma, Katarrh und Stirn- und Nebenhöhlenentzündungen. Zudem wirkt es aufmunternd und unterstützt die Rekonvaleszenz.

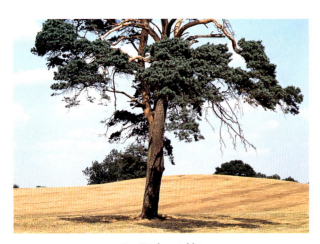

Die Kiefer wird bis zu 40 m hoch.

Pflanzenbeschreibung
Hoher, immergrüner Baum mit rötlicher Rinde, gräulichgrünen Nadeln, spitz zulaufenden, braunen Zapfen und unscheinbaren, orangen Blüten

Charakteristika
Antiseptisch, trostspendend, stimmungshebend, anregend

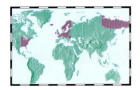

Verbreitung
Nördliches Mitteleuropa, Nordostrußland, östliche USA, Skandinavien

EIGENSCHAFTEN

Familie **PINACEAE** (Kieferngewächse)

Gewinnungsmethode
Wasserdampfdestillation aus Nadeln, Zapfen und Zweigen

Hauptbestandteile
Borneol (Alkohol); Bornylacetat, Terpinylacetat (Ester); Cadinen (Sesquiterpen); Camphen, Dipenten, Phellandren, Pinen, Sylvestren (Terpene)

Note
Herznote

Duft
Frisch und »sauber«

Eigenschaften
Abschwellend, anregend (Nebennierenrinde, Blutkreislauf, Nerven), antimikrobiell, antirheumatisch, antiseptisch (lungen-, urinaltrakt- und leberwirksam), antiviral, bakterizid, balsamisch, blutdrucksteigernd, desodorierend, entzündungshemmend, galletreibend, harntreibend, hautrötend, insektenvertreibend, schleimlösend, schmerzlindernd, schweißtreibend, stärkend, wurmtötend

Mischungen mit
Atlaszeder, Eukalyptus, Lavendel, Myrte, Niaouli, Rosmarin, Teebaum, Zypresse

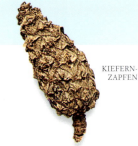
KIEFERN-
ZAPFEN

Kiefernöl wird aus Nadeln, Zapfen und Zweigen des immergrünen Baumes destilliert.

KULTURGESCHICHTLICHES

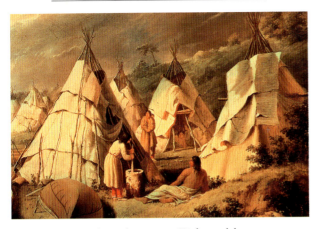

Indianer brauten aus Kiefernnadeln einen Trank gegen die Vitamin-C-Mangelkrankheit Skorbut.

🌿 Wurde in Griechenland, Ägypten und Arabien bei religiösen Riten verwendet und gegen Bronchitis, Tuberkulose und Lungenentzündung sowie Muskelschmerzen eingesetzt.

🌿 Verbrennen von Kiefernnadeln soll Krankheitskeime und Insekten vertreiben.

🌿 In den Schweizer Alpen verwendet man heute noch Kiefernnadelmatratzen gegen Rheuma.

🌿 Die Indianer brauten aus den Nadeln einen Trank, der vor Skorbut schützen sollte, und benutzten sie auch als Matratzenfüllung, um Läuse und Flöhe fernzuhalten. Zusammen mit Zedern- und Wacholderzweigen diente die Kiefer zudem als reinigendes Räucherwerk.

🌿 Kiefernöl ist häufiger Bestandteil von Badezusätzen, da es frisch duftet, antirheumatisch und schmerzlindernd wirkt.

VORSICHT

Achten Sie auf den botanischen Namen, da andere Kiefernöle gifig sein können. Auf keinen Fall eine Essenz von *Pinus pumilio* kaufen!

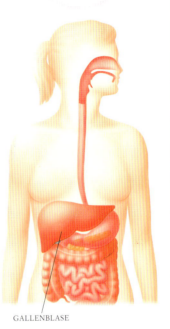

GALLENBLASE

Kiefernöl wirkt auf die Gallenblase und kann der Bildung von Gallensteinen entgegenwirken.

WIRKUNGEN

ÄUSSERLICH (HAUT)
• Nützlich bei verstopften Poren, Ekzemen und Schuppenflechte.
• Gut gegen Fußpilz, bei Schnittwunden, Hautreizungen und auf wunden Stellen.

GEISTIG-SEELISCH
• Erfrischt und regt an.
• Gut gegen Schwächegefühl und mangelndes Selbstvertrauen.
• Kann bei Müdigkeit, nervöser Erschöpfung und Neuralgien helfen.
• Kiefernduft ruft Bilder von endlosen Wäldern wach und vermittelt dadurch ein Gefühl von Freiheit.

ANWENDUNGEN

VORSICHT

Bei empfindlicher Haut, älteren Menschen und Kleinkindern Kiefernöl besser nicht verwenden. Auch bei hohem Blutdruck meiden, da es diesen zusätzlich erhöhen kann.

• Starkes Antiseptikum
• Wirksam bei Beschwerden im Brustraum.
• Hilft bei Atemlosigkeit und reinigt Stirn- und Nebenhöhlen.
• Reinigt die Nieren und wird dadurch bei Blasenentzündung, Hepatitis und Prostataproblemen wirksam.
• Kann die Nebennierenrinde aktivieren.
• Je nach individuellem Bedarf wärmend oder kühlend.
• Kann exzessive Schweißbildung reduzieren und die Durchblutung anregen.
• Wärmend, also gut gegen Rheuma, Ischias und Arthritis.
• Kann bei Verdauungsproblemen helfen.
• Wirkt auf männliche und weibliche Fortpflanzungsorgane.

AROMATHERAPIE

Patchouli

POGOSTEMON CABLIN

Im tropischen Asien, wo die Pflanze auch heimisch ist, wird Patchouli in Plantagen angebaut. Wegen seiner desinfizierenden Wirkung dient es traditionell zur Vorbeugung von ansteckenden Krankheiten. Es soll zudem als Gegengift bei Schlangenbissen helfen.

PATCHOULI-BLATT

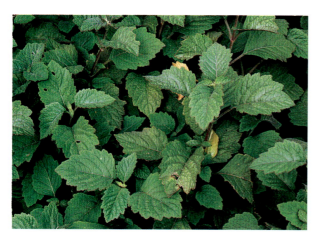

Patchouli verströmt einen kräftig-würzigen, orientalischen Duft.

Pflanzenbeschreibung
Buschiges Kraut mit behaarten Blättern und purpurweißen Blüten, das den Boden rasch auslaugt.

Charakteristika
Antiseptisch, desodorierend, erotisierend, nervenstärkend, stimmungsaufhellend

EIGENSCHAFTEN

Familie **LAMIACEAE** (Lippenblütler)

Gewinnungsmethode
Wasserdampfdestillation aus den getrockneten, fermentierten Blättern. Ein ebenfalls hergestelltes Resinoid wird vorwiegend als Fixativ genutzt.

Hauptbestandteile
Patchoulol (Alkohol); Pogostol, Benzaldehyd, Zimtaldehyd (Aldehyde); Eugenol (Phenol); Cadinen (Sesquiterpen)

Note
Basisnote

Duft
Erdig, würzig, langanhaltend; gewinnt mit zunehmendem Alter an Aroma.

Eigenschaften
Adstringierend, antidepressiv, antimikrobiell, antiseptisch, antiviral, beruhigend, blähungswidrig, desodorierend, entgiftend, entzündungshemmend, erotisierend, fiebersenkend, gegen Übelkeit, harntreibend, insektenabwehrend, magenstärkend, narbenglättend, nervenstärkend, tonisierend, zellregenerierend

Mischungen mit
Atlaszeder, Bergamotte, Geranium, Ingwer, Kiefer, Lavendel, Lemongrass, Muskatellersalbei, Myrrhe, Neroli, Rose, Rosenholz, Sandelholz, Vetiver, Weihrauch

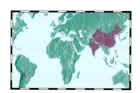

Verbreitung
Indien, Philippinen, China, Malaysia, Paraguay

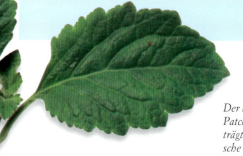

Der bis 1 m hohe Patchouli-Busch trägt große, aromatische Blätter.

PATCHOULI

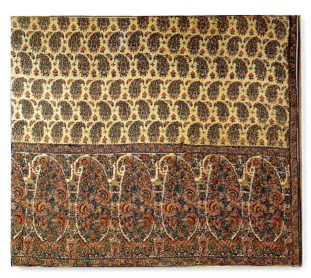

OBEN: *Patchouli gelangte um 1820 zusammen mit Textilien aus Indien nach Mitteleuropa.*

RECHTS: *In den 1960er Jahren wurde Patchouli zum Markenduft.*

KULTURGESCHICHTLICHES

- Das Wort Patchouli kommt aus dem Hindustan. In Malaysia, Indien China und Japan wird das Öl seit jeher gegen Übelkeit, Kopfschmerzen, Erkältungen, Durchfall, Bauchschmerzen und Mundgeruch eingesetzt.

- Antiseptisch und antimikrobiell, kann die Verbreitung von Krankheitskeimen verhindern.

- Gegenmittel für Insektenstiche und Schlangenbisse.

- Gelangte um 1820 nach Großbritannien, als indische Stoffe in Mode kamen.

- Paisley-Schals wurden mit Patchouli aromatisiert, um noch exotischer zu wirken.

- Im 19. Jahrhundert legte man Patchouli-Blätter als Mottenschutz zwischen die Kleidung.

VORSICHT

In geringen Mengen macht Patchouli schläfrig, in größeren hingegen aktiviert es. Es kann Appetitverlust bedingen, und sein starker Duft weckt vielerlei Assoziationen. Verwenden Sie Patchouli – wie alle Öle – nur, wenn Sie den Geruch als angenehm empfinden.

ANWENDUNGEN

- Wirkt appetitmindernd (nur äußerlich anwenden!).
- Strafft die Haut, gut während oder nach einer Diät.
- Bewährt gegen Durchfall.
- Harntreibend, daher hilfreich bei Cellulite und Wasseransammlungen im Körper.
- Natürliches Antiperspirant und Deodorant
- Wirkt ausgleichend auf das Hormonsystem und damit auch auf die Libido.

WIRKUNGEN

KÖRPERLICH (HAUT)
- Wirkt bei Entzündungen kühlend und läßt trockene und rissige Haut und wunde Stellen schneller heilen.
- Wird auch gegen Akne, nässende Ekzeme, Pilzinfektionen, Schuppenflechte u.ä. eingesetzt.
- Kann bei schnell fettendem Haar und fettiger Haut helfen.

- Fördert die Heilung von Narben aufgrund seiner zellregenerierenden Wirkung.

GEISTIG-SEELISCH
- Wirkt aufbauend und ausgleichend.
- In niedriger Dosierung stärkt und stimuliert es das Nervensystem, in größeren Mengen macht es munter.

- Steigert Klarsicht und Objektivität.
- Nützlich bei Depressionen, Frigidität, Angstzuständen und sämtlichen streßbedingten Beschwerden.

AROMATHERAPIE

BLÜTENBLÄTTER
DER ROSE

Rose

ROSA CENTIFOLIA ODER ROSA DAMASCENA

Überreste von Rosen wurden in ägyptischen Grabmälern entdeckt, im Palast von Knossos findet sich die 4000 Jahre alte Abbildung einer roten Rose, und man nimmt an, daß schon Avicenna Rosenblüten destillierte. Bis heute gilt die Rose als Symbol der reinen Liebe.

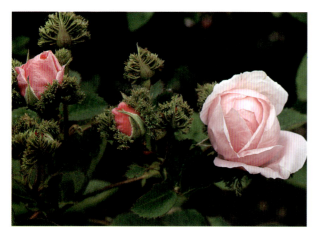

Rosenöl wird aus den herrlich duftenden frischen Blüten gewonnen.

EIGENSCHAFTEN

Familie **ROSACEAE** (Rosengewächse)

Gewinnungsmethode
Wasserdampfdestillation aus den frischen Blütenblättern, verschiedene Arten der Lösungsmittelextraktion und Enfleurage

Hauptbestandteile
Geranial (Säure); Citronnellol, Farnesol, Geraniol, Nerol (Alkohole); Eugenol (Phenol); Myrcen (Terpen)

Note
Herz- bis Basisnote

Duft
Exquisit, sehr reich, blumig

Eigenschaften
Abführend, adstringierend, antidepressiv, antiseptisch, antiviral, bakterizid, beruhigend, blutreinigend, blutstillend, erotisierend, galletreibend, harntreibend, krampflösend, leberwirksam, magenstärkend, menstruationsfördernd, milzwirksam, narbenglättend, schmerzlindernd, stärkend

Mischungen mit
Bergamotte, Geranium, Jasmin, Lavendel, Mandarine/Tangerine, Muskatellersalbei, Neroli, Patchouli, Römischer Kamille, Sandelholz, Ylang-Ylang

Pflanzenbeschreibung
Kleiner, stacheliger Strauch mit dunkelgrünen Blättern und zart duftenden Blüten. Die Essenz wird aus Sorten mit rosa Blüten gewonnen.

Charakteristika
Erotisierend, positiv, herzstärkend, stimmungshebend

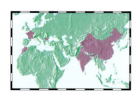

Verbreitung
Weltweit; Anbau zur Ölgewinnung vorwiegend in Frankreich, Marokko, Bulgarien, China und Indien.

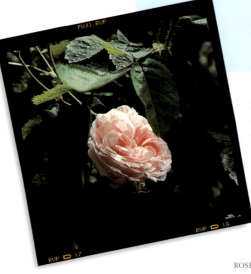

LINKS: *Der Rosenbusch trägt dekorative, duftende Blüten.*

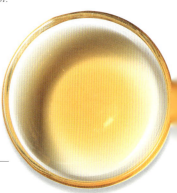

ROSENÖL

WIRKUNGEN

KÖRPERLICH (HAUT)
- Gut für alle Hauttypen, vor allem für reife, trockene und empfindliche Haut.

GEISTIG-SEELISCH
- Bei Trauer, Eifersucht, Ärger, Ablehnung und Depressionen.
- Mildes Antidepressivum und Beruhigungsmittel, hilfreich bei Schock, Trauerfällen und Melancholie.
- Löst nervöse Spannungen und Streß, stärkt das Herz.
- Ein sehr weibliches Öl, wunderbar für Partnerschaftsprobleme und in Zeiten der Selbstfindung.

KULTURGESCHICHTLICHES

- Die Römer verstreuten Blütenblätter auf Banketten und trugen Rosengirlanden, die gegen Trunkenheit schützen sollten. Rosen begleiteten Hochzeiten und Beerdigungen.

- Je nach Kulturkreis heißt es, die Rose sei dem Blut des Adonis, der Venus oder des Mohammed entsprungen.

- Persische Krieger schmückten ihre Schilde mit roten Rosen.

- Meditationshilfe

- Im Sufismus gilt die Rose als Symbol transzendentaler Sehnsucht.

- Im christlichen Glauben repräsentiert sie göttliche Liebe, ist Symbol des Ordens der Rosenkreuzer.

- Der hl. Dominikus (1170–1221) soll von einer Muttergotteserscheinung den ersten Rosenkranz erhalten haben, dessen Perlen Rosenduft verströmten.

- Im Mittelalter war *Rosa gallica*, die Apothekerrose, Bestandteil medizinischer Salben zur Behandlung von Lungenerkrankungen und Asthma.

- Im elisabethanischen England waren Speisen mit Rosenaroma sehr beliebt.

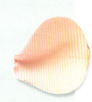

UNTEN: *In vielen Kulturen ist die Rose Symbol der irdischen Liebe. Sie steht auch für Werbung und Hochzeit.*

VORSICHT

In den ersten vier Schwangerschaftsmonaten meiden.

OBEN: *Kleopatra soll bei ihrem ersten Treffen mit Mark Anton Rosenöl benutzt haben, um seine Liebe zu gewinnen.*

ANWENDUNGEN

- Wirkt stärkend auf die Gebärmutter, kann prämenstruelle Beschwerden lindern und den Regelzyklus normalisieren.
- Gegen Ängste, die Frigidität und Impotenz auslösen.
- Stärkt die Kapillaren, regt die Durchblutung an und hilft bei Blutstau.
- Stärkt den gesamten Verdauungstrakt.
- Wird gegen Übelkeit, Erbrechen und Verstopfung eingesetzt.
- Wirkt entschlackend und reinigend.
- Hilft bei Halsschmerzen und Husten.

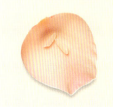

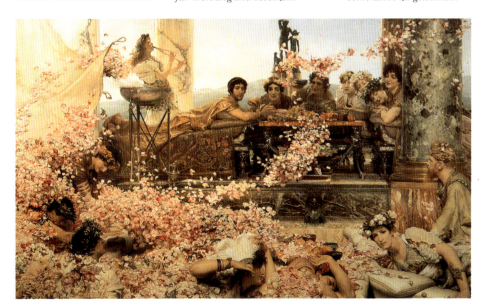

Rosmarin

ROSMARINUS OFFICINALIS

In der Antike galt Rosmarin als ein heiliges Kraut, das den Lebenden wie den Toten Frieden bringen sollte. In Asien wurde er auf Gräber gepflanzt, um eine Kommunikation mit den Verstorbenen zu ermöglichen, und in Europa sollten Rosmarinsäckchen vor der Pest schützen.

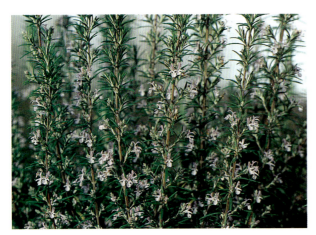

Wegen seines angenehmen Aromas gehört Rosmarin in jeden Kräutergarten.

Pflanzenbeschreibung
Kraut mit silbergrünen, nadelförmigen Blättern und blaßblauen oder violetten Blüten. Ursprünglich in Meeresnähe beheimatet. Die alle Bestandteile dieser Pflanze duften aromatisch.

Charakteristika
Schmerzlindernd, schützend, reinigend, erfrischend, anregend

Rosmarin ist ein mehrjähriger Strauch, der bis 2 m Höhe erreicht.

EIGENSCHAFTEN

Familie **LAMIACEAE** (Lippenblütler)

Gewinnungsmethode
Wasserdampfdestillat aus den Blüten und Blättern

Hauptbestandteile
Borneol (Alkohol); Bornylacetat (Ester); Campher, Cineol (Oxid); Caryophyllen (Sesquiterpen); Camphen, Pinen (Terpene)

Note
Herznote

Duft
Kräftig, erfrischend, »sauber«, minzig-krautig

Eigenschaften
Adstringierend, anregend, antidepressiv, antimikrobiell, Antioxidans, antirheumatisch, antiseptisch, aphrodisisch, blähungswidrig, blutdruckerhöhend, fungizid, galletreibend, harntreibend, hautrötend, herzstärkend, insektenabwehrend, kopfwirksam, leberwirksam, magenstärkend, menstruationsfördernd, narbenglättend, nervenstärkend, schmerzlindernd, schweißtreibend, stärkend, verdauungsfördernd, wundheilend, zellregenerierend

Mischungen mit
Atlaszeder, Basilikum, Geranium, Grapefruit, Ingwer, Lemongrass, Limette, Mandarine/Tangerine, Melisse, Myrte, Weihrauch

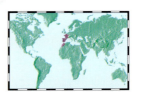

Verbreitung
Heute weltweit. Das ätherische Öl kommt vorwiegend aus Marokko, Frankreich und Spanien.

KULTURGESCHICHTLICHES

🌿 Die alten Ägypter verwendeten ihn als reinigendes Räucherwerk (in den Gräbern der Ersten Dynastie gefunden).

🌿 Die Griechen steckten sich, wenn sie sich auf eine Prüfung vorbereiteten, Rosmarinzweige ins Haar.

🌿 Der Legende nach waren die Blüten ursprünglich weiß und wurden erst blau, als Maria während der Flucht nach Ägypten ihren Mantel über einen Rosmarinbusch breitete.

🌿 Die ungarische Königin Isabella verwendete ihn zusammen mit Zitronen-, Rosen-, Neroli-, Melissen- und Pfefferminzöl in einem Gesichtswasser, das die Haut jung erhalten sollte.

🌿 Während der großen Seuchen wurde in französischen Hospitälern Rosmarin als Antiseptikum verbrannt, in den Kirchen diente er als Räucherwerk.

🌿 In Großbritannien trug man Rosmarinzweiglein um den Hals (gegen Erkältungen) und um den rechten Arm (zur Stimmungsaufhellung). Getrocknete Blätter unter dem Kopfkissen sollten den Schläfer (v. a. Kinder) vor Alpträumen bewahren.

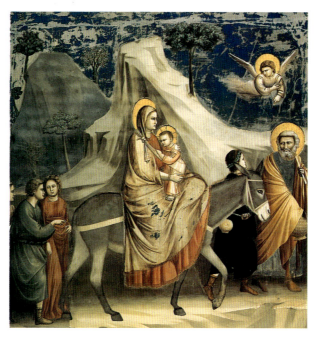

Ein Rosmarinstrauch soll der Muttergottes auf der Flucht nach Ägypten Schutz geboten haben.

VORSICHT

Nicht während der Schwangerschaft, bei Epilepsie oder hohem Blutdruck anwenden. Nicht direkt auf Krampfadern massieren.

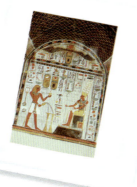

Grabgemälde bezeugen den Gebrauch von Rosmarin bei altägyptischen Reinigungsritualen.

WIRKUNGEN

ÄUSSERLICH (HAUT)

• Wirkt adstringierend und strafft die Haut.
• Gut gegen Akne, Schuppen, schnell fettendes Haar, fette Haut und Krampfadern.

GEISTIG-SEELISCH

• Regt das zentrale Nervensystem an und spendet Energie.
• Schafft einen klaren Kopf.
• Gut gegen Lethargie.
• Gedächtnisstärkend
• Kräftigend und stimulierend

ANWENDUNGEN

• Hilft bei Kopfschmerzen und Migräne, besonders wenn diese mit Magen- und Darmbeschwerden einhergehen.
• Schmerzmittel für müde, schmerzende Muskeln, v.a. in Verbindung mit Majoran.
• Herztonikum, normalisiert niedrigen Blutdruck.
• Gut bei Infektionen der Atemwege.

• Leberwirksam, kann bei Hepatitis und Zirrhose helfen.
• Gegen Gelbsucht und Gallensteine.
• Lindert Gicht und Rheuma sowie Verdauungsprobleme.
• Kann bei Anämie wohltuend wirken.
• Gegen Cellulite und Ödeme
• Hilft bei Wasseransammlungen, zu schwachen Monatsblutungen und Krämpfen.

AROMATHERAPIE

Muskatellersalbei

SALVIA SCLAREA

Insgesamt dem »gewöhnlichen« Salbei sehr ähnlich, wird Muskatellersalbei in der Aromatherapie wegen seines niedrigeren Toxingehaltes bevorzugt. Er dient zur Behandlung von Menstruations- und Wechseljahresbeschwerden und kann auch bei Halsschmerzen und Atemwegserkrankungen helfen.

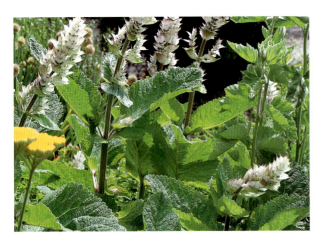

Muskatellersalbei ist ein zwei- oder mehrjähriges Kraut mit großen Blättern und blaßvioletten Blüten.

Pflanzenbeschreibung
Robustes Kraut mit weißen oder blaßvioletten Blüten und großen gezähnten Blättern auf rosa überhauchten Stielen. Die ganze Pflanze wird bis etwa 60 Zentimeter hoch.

Charakteristika
Ausgleichend, stimmungshebend, beruhigend, stärkend

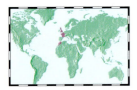

Verbreitung
Weltweit; das hochwertigste Öl kommt aus Frankreich, Großbritannien und Marokko.

EIGENSCHAFTEN

Familie **LAMICEAE** (Lippenblütler)

Gewinnungsmethode
Wasserdampfdestillation aus den grünen Pflanzenteilen und Blütenköpfen

Hauptbestandteile
Linalool, Sclareol (Alkohole); Linalylacetat (Ester); Cineol (Oxid); Caryophyllen (Sesquiterpen)

Note
Kopf- bis Herznote

Duft
Nussig, kräftig, schwer

Eigenschaften
Adstringierend, antidepressiv, antiseptisch, bakterizid, balsamisch, beruhigend, blähungswidrig, blutdrucksenkend, desodorierend, entzündungshemmend, erotisierend, geburtsbeschleunigend, krampflösend, magenstärkend, menstruationsfördernd, narbenglättend, nervenstärkend, schweißmindernd, stärkend, uteruswirksam, verdauungsfördernd

Mischungen mit
Atlaszeder, Bergamotte, Geranium, Grapefruit, Jasmin, Lavendel, Limette, Sandelholz, Wacholder, Weihrauch, Zypresse

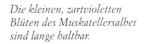

Die kleinen, zartvioletten Blüten des Muskatellersalbei sind lange haltbar.

KULTURGESCHICHTLICHES

- Im 16. Jahrhundert wurde Muskatellersalbei in englischen Brauereien anstelle von Hopfen verwendet. In Deutschland setzte man ihn dem Wein zu, um ihn berauschender zu machen.

- Salbei wurde schon im alten Ägypten gegen Unfruchtbarkeit empfohlen. Griechen und Römer hielten ihn für lebensverlängernd.

- Im Mittelalter hieß er auch Oculus Christi, also »Auge Christi«.

- Clarus ist Lateinisch und heißt soviel wie »klar«. Das Kraut wurde zum Reinigen der Augen verwendet.

- Der Name Salbei leitet sich vom lateinischen Verb salvare, übersetzt »retten«, ab und spiegelt die Bedeutung des Krauts als »Allheilmittel« wider.

- Muskatellersalbei-Öl besitzt ähnliche Eigenschaften wie »normales« Salbeiöl, enthält aber weniger (neurotoxisches) Thujon. Beim Kauf beachten!

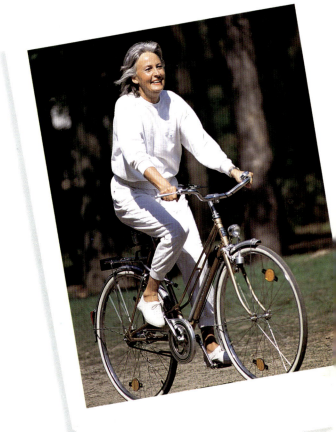

Muskatellersalbei-Öl kann Wechseljahresbeschwerden lindern.

WIRKUNGEN

ÄUSSERLICH (HAUT)

- Kann regenerierend wirken und das Haarwachstum fördern.
- Mindert die Talgproduktion und wird gegen fettiges Haar und Schuppen verwendet.

GEISTIG-SEELISCH

- Kann lebhafte Träume anregen und die Erinnerung an gehabte Träume erleichtern.
- Ruft in geringer Dosierung leichte Euphorie hervor, wirkt in höheren Dosen aber narkotisierend und kann Schwindel verursachen.
- Gut gegen Ängste in angespannten Situationen.

VORSICHT

Nicht während der Schwangerschaft anwenden, erst zur Geburtshilfe nützlich.

ANWENDUNGEN

- Wirkt auf die Fortpflanzungsorgane und ausgleichend auf das Hormonsystem.
- Kann bei prämenstruellen Beschwerden und Regelschmerzen helfen; gut gegen Muskelkrämpfe, Rückenschmerzen und Versteifungen.
- Hilfreich gegen alle mit den Wechseljahren verbundenen Beschwerden.
- Stärkt die Gebärmutter und lindert Schmerzen, daher gut im letzten Wehenstadium, aber nicht früher!
- Wird gegen Entzündungen der Atemwege und Halsschmerzen eingesetzt, kann entzündete Hautstellen kühlen und Schwellungen abklingen lassen.
- Nützlich bei Verdauungsproblemen und Blähungen, aber auch bei Kopfschmerzen und Migräne.

VORSICHT

Wirkt sehr beruhigend und kann zu Konzentrationsschwäche führen. Hoch dosiert verursacht das Öl Kopfschmerzen. Nach der Anwendung nicht Auto fahren. Kann in Verbindung mit Alkohol Übelkeit hervorrufen.

AROMATHERAPIE

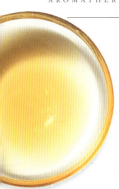
SANDELHOLZÖL

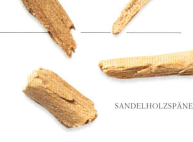
SANDELHOLZSPÄNE

Sandelholz

SANTALUM ALBUM

Im tropischen Asien beheimatet, wird Sandelholz im Osten seit jeher als Räucherwerk sowie für Kosmetika und Parfüm, zum Einbalsamieren und als Baumaterial für Tempel verwendet. Heute sind Sandelholzbäume akut vom Aussterben bedroht und werden ausschließlich zur Ölproduktion in Plantagen angebaut.

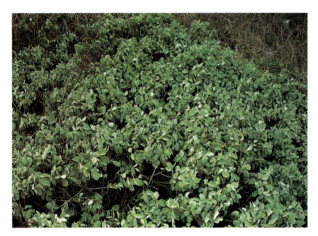

Erst mit ca. 30 Jahren eignet sich ein Sandelholzbaum zur Ölgewinnung.

EIGENSCHAFTEN

Familie **SANTALACEAE** (Sandelgewächse)

Gewinnungsmethode
Destillation aus getrocknetem, zu Pulver gemahlenem Wurzel- und Kernholz

Hauptbestandteile
Santalol (Alkohol); Furfurol (Aldehyd); Santalen (Sesquiterpen)

Note
Basisnote

Duft
Intensiv, holzig-fruchtig, exotisch

Eigenschaften
Adstringierend, antidepressiv, antiseptisch (Urogenitaltrakt, Lunge), bakterizid, beruhigend, blähungswidrig, erotisierend, entzündungshemmend, fungizid, harntreibend, hautpflegend, insektenvertreibend, krampflösend, narbenglättend, schleimlösend, stärkend

Mischungen mit
Basilikum, Bergamotte, Geranium, Jasmin, Lavendel, Myrrhe, Neroli, Rose, Vetiver, Weihrauch, Ylang-Ylang, Zypresse

Pflanzenbeschreibung
Kleiner, immergrüner, halbschmarotzender Baum mit braunem Stamm, schlanken Ästen und rötlichen Blüten

Charakteristika
Stimmungsaufhellend, reinigend, entspannend, erotisierend

Sandelholz hat einen sinnlichen, orientalischen Duft, wird gerne in Parfüms und Kosmetika verwendet.

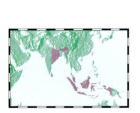

Verbreitung
Östliches Indien, Taiwan, Malaysia, Sri Lanka, Indonesien

VORSICHT

Sandelholz-Aroma auf Kleidungsstücken kann sogar mehrere Wäschen überdauern.

ANWENDUNGEN

- Wirkt auf den Urogenitaltrakt.
- Kann (in Basisöl) auf die Nierenregion einmassiert gegen Blasenentzündung helfen.
- Gut gegen Hals- und Atemwegsinfektionen (vor allem durch Staphylokokken oder Streptokokken verursachte).
- Regt das Immunsystem an.

UNTEN: *1 Tropfen Sandelholzöl auf geschwollene Lymphdrüsen einmassiert, bekämpft Infektionen und lindert Halsschmerzen.*

- Bei geschwollenen Lymphdrüsen am Hals 1 Tropfen pur einmassieren; hilft auch bei Halsschmerzen.
- Wirkt möglicherweise auf die Fortpflanzungsorgane.
- Produziert einen andosteron-ähnlichen Stoff (Andosteron = männliches Keimdrüsenhormon, das sexuelle Lockstoffe enthält).
- Gut gegen Sodbrennen und Durchfall.

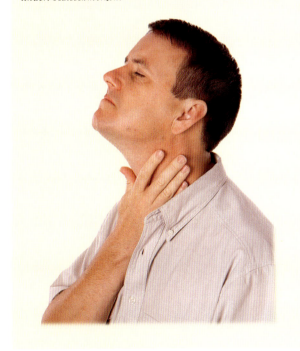

KULTURGESCHICHTLICHES

- Viele altindische Tempel sind aus Sandelholz errichtet – möglicherweise zum Schutz vor Termiten.
- Wird seit über 4000 Jahren als Meditationshilfe verwendet.
- In einem hinduistischen Reinigungsritual dient es am letzten Tag des Jahres zum Fortwaschen der Sünden.
- Die alten Ägypter verwendeten es zum Einbalsamieren.
- In der chinesischen Medizin wird es gegen Bauchschmerzen, Übelkeit, Gonorrhöe und Hautprobleme eingesetzt.
- Ayurveda-Ärzte verordnen Sandelholz gegen Infektionen der Atem- und Harnwege sowie bei Durchfall.
- Laut dem Tantrismus weckt es Kundalini, die schlafende Energie am Ende der Wirbelsäule.

RECHTS: *In buddhistischen Tempeln wird Sandelholz als Weihegabe verbrannt.*

- In Japan verbrennt man Sandelholz bei Shinto-Ritualen und in buddhistischen Tempeln.
- Die tibetische Heilkunst benutzt es gegen Schlafprobleme und Ängste.
- In muslimischen Ländern wird es zu Füßen Verstorbener verbrannt, damit deren Seelen rascher zum Himmel aufsteigen.

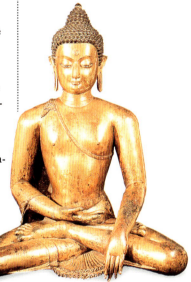

WIRKUNGEN

ÄUSSERLICH (HAUT)
- Wirkt ausgleichend und entzündungshemmend bei trockenen Ekzemen, Furunkeln und Akne.
- Zur Pflege trockener und reifer Haut
- Lindert Juckreiz (z.B. nach der Rasur) und kann gegen Schuppen helfen.

GEISTIG-SEELISCH
- Aphrodisiakum, kann für Impotenz und Frigidität verantwortliche Ängste mindern.
- Beruhigt bei nervöser Anspannung.
- Hilft mit Vergangenem abzuschließen, Zwangsvorstellungen abzulegen und einen sauberen Schlußstrich zu ziehen.

Vetiver

VETIVERIA ZIZANOIDES

Der Name dieses Grases leitet sich von dem tamilischen Wort vetiverr *ab, was soviel wie »heraushacken« heißt und sich auf die Erntemethode bezieht. Es wird in Indien als Schutz vor Bodenerosion angepflanzt. Im Mittleren Osten dient es auch dazu, Ungeziefer zu vertreiben.*

OBEN: *Vetiver, in Indien, Indonesien und Sri Lanka heimisch, wird in den gesamten Tropen angebaut.*

EIGENSCHAFTEN

Familie **POACEAE** (*Süßgräser*)

Gewinnungsmethode
Wasserdampfdestillation aus den Wurzeln. Durch Lösungsmittelextraktion wird zudem ein Resinoid für die Parfümindustrie hergestellt

Haupbestandteile
Benzoesäure (Säure); Vetiverol (Alkohol); Furfurol (Aldehyd); Vetivon (Keton); Vetiven (Sesquiterpen)

Note
Basisnote

Duft
Tief, rauchig, erdig und holzig

Eigenschaften
Antiseptisch, beruhigend, erotisierend, hautrötend, krampflösend, kreislaufanregend, nervenstärkend, tonisierend, wurmtreibend

Mischungen mit
Geranium, Grapefruit, Jasmin, Lavendel, Patchouli, Rose, Rosenholz, Sandelholz, Weihrauch, Ylang-Ylang

Pflanzenbeschreibung
Dichtes, aromatisches, wildes Gras mit geradem Halm, langen, schmalen Blättern und einem unterirdischen Netzwerk aus weißen, gelben oder rötlichbraunen Wurzeln

Charakteristika
Beruhigend, stärkend, stimmungshebend

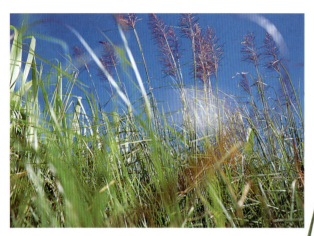

LINKS: *Vetiver ist ein hohes Gras mit warmem, süßlich-erdigem Geruch.*

VETIVERÖL

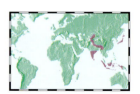

Verbreitung
Java, Haiti, Réunion, Japan, Indonesien, Ausläufer des Himalaja, Südindien, Sri Lanka

ANWENDUNGEN

- Kräftigt die roten Blutkörperchen und fördert den Sauerstofftransport im Blut.
- Kann Rheuma, Arthritis, Muskelschmerzen, Verstauchungen und Steifheit lindern und stärkt die Fortpflanzungsorgane.
- Insektenabwehrend

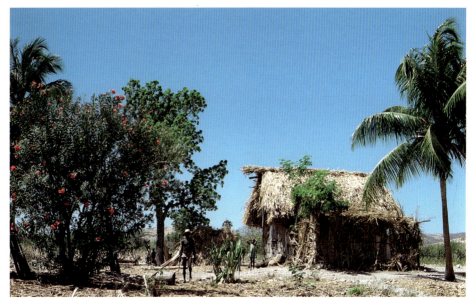

UNTEN LINKS: *Vetiveröl hat sich zur Insektenabwehr bewährt.*

OBEN: *Auf Haiti wird das Gras zum Dachdecken benutzt.*

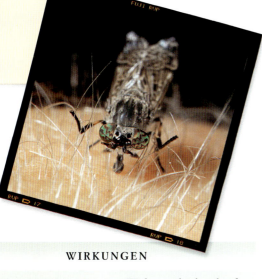

WIRKUNGEN

ÄUSSERLICH (HAUT)
- Hilfreich bei Akne, Schnittwunden, fettiger Haut und offenen Wunden.

GEISTIG-SEELISCH
- Überaus entspannend und gut für alle, die ihre Kräfte sammeln müssen.
- Wirkt ausgleichend auf das zentrale Nervensystem und kann das Loskommen von Beruhigungsmitteln erleichtern.
- Kann bei psychischen Problemen helfen.
- Hilfreich bei geistiger und körperlicher Erschöpfung, Schlaflosigkeit, Depressionen und Angstzuständen.

KULTURGESCHICHTLICHES

- In Indien und Sri Lanka als »Öl der inneren Ruhe« bekannt. In Kalkutta werden aus dem Holz Markisen, Sonnensegel und Fächer gefertigt, die mit Wasser besprüht einen erfrischenden Duft verströmen.

- Sanskrit-Texten zufolge wurde es zur Salbung von Bräuten verwendet.

- In der Ayurveda-Medizin werden Wurzeln und Öl gegen Hitzschlag, Fieber und Kopfschmerzen verordnet.

- In Rußland nähte man mit Vetiveröl getränkte Säckchen in das Futter von Pelzmänteln.

TIP
Ungiftig, nicht reizend und nicht phototoxisch.

- Auf Java werden daraus Matten und Hüte geflochten, Haitianer verwenden es als Dachdeckmaterial.

- Das einst berühmte Parfüm Mousseline des Indes enthielt Vetiver-, Sandelholz- und Rosenöl.

- Säckchen mit gemahlener Vetiverwurzel, Gewürzsträußchen und Khus-khus genannte, aus Vetiver gewebte Wandschirme werden noch heute als Mottenschutz eingesetzt.

- Vor dem Zweiten Weltkrieg exportierte Java seine gesamte Vetiverernte nach Europa. Heute werden die Akar wangi (»Duftwurzel«) genannten Wurzeln vor Ort destilliert.

- In Indien sät man Vetiver zum Schutz vor Bodenerosion ein.

AROMATHERAPIE

Ingwer

ZINGIBER OFFICINALE

GETROCKNETER INGWER

Im Mittleren und Fernen Osten gilt Ingwer seit Jahrtausenden als Hausmittel und Aphrodisiakum. In der chinesischen Medizin dient er zur Behandlung unterschiedlichster Beschwerden und ist Bestandteil zahlreicher Arzneien, war aber auch schon den Griechen und Römern als Heilmittel bekannt.

Ingwerwurzeln, in den Tropen kommerziell angebaut, werden im Herbst geerntet.

Pflanzenbeschreibung
Ausdauerndes Kraut mit weißem oder gelbem Blütenstand und schmalen, dunkelgrünen Blättern, die aus einem dicken, aromatischen Wurzelstock treiben.

Charakteristika
Erotisierend, appetitanregend, reguliert den Flüssigkeitshaushalt. Kann sowohl wärmend als auch kühlend wirken.

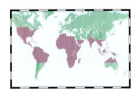

Verbreitung
Indien, Malysia, Afrika, USA, Westindische Inseln und Tropen

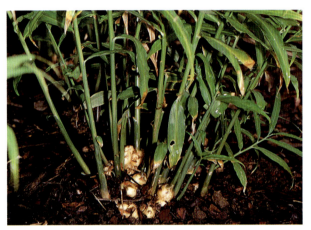
Ingwer ist ein zähes Kraut mit dickem, knolligem Wurzelstock.

EIGENSCHAFTEN

Familie **ZINGIBERACEAE** (Ingwergewächse)

Gewinnungsmethode
Wasserdampfdestillation aus den Wurzelstöcken. Für die Parfümindustrie werden auch eine Absolue und ein Resinoid hergestellt.

Hauptbestandteile
Borneol (Alkohol); Citral (Aldehyd); Cineol (Oxid); Zingiberen (Sesquiterpen); Camphen, Limonen, Phellandren (Terpene)

Note
Kopfnote

Duft
Pfeffrig-würzig und warm, aber auch angenehm frisch

Eigenschaften
Abführend, anregend, Antioxidans, antiseptisch, antiskorbutisch, appetitanregend, blähungswidrig, erotisierend, fiebersenkend, gegen Übelkeit, hautrötend, hustenlindernd, kopfwirksam, krampflösend, magenstärkend, schleimlösend, schmerzlindernd, schweißtreibend, stärkend

Mischungen mit
Atlaszeder, Eukalyptus, Geranium, Limette, Mandarine/Tangerine, Neroli, Patchouli, Römischer Kamille, Rose, Rosmarin, Sandelholz, Vetiver, Weihrauch, Zitrone

KULTURGESCHICHTLICHES

🌿 Getrocknete Ingwerwurzel wurde schon immer wegen ihres Geschmacks, Aromas und als potentielles Heilmittel gegen Malaria geschätzt.

🌿 In der traditionellen chinesischen Medizin wird frischer Ingwer gegen Verschleimung, Rheumatismus, Zahnschmerzen und zur Stärkung des Herzens sowie für alles verordnet, was mit einem Ungleichgewicht im Feuchtigkeitshaushalt zu tun hat.

🌿 Gelangte erstmals im Mittelalter nach Europa und sollte zu Zeiten der Pest gegen Ansteckung schützen.

🌿 Die alten Griechen nannten ihn Ziggiber und nutzten ihn als Gegengift.

ANWENDUNGEN

• Lindert Erkältungsbeschwerden durch Austrocknung der Schleimhäute, hilft bei Halsschmerzen, Stirn- und Nebenhöhlenentzündung.
• Kann durch Anregung der Schweißabscheidung fiebersenkend wirken.
• Hilfreich bei Ödemen und Rheuma, sofern Wärme wohltut.
• Beruhigt und stärkt den Verdauungstrakt, regt den Appetit an und hilft (Inhalieren!) gegen morgendliche Übelkeit und Reisekrankheit.
• Regt die Durchblutung an und kann bei Halsentzündung helfen.

Ingwer in der Massagemischung lindert Muskelschmerzen.

• Kann den Cholesterinspiegel senken und bis zu einem gewissen Grad gegen Krampfadern helfen.

VORSICHT

Bei empfindlicher Haut nur sehr stark verdünnt in die Massageölmischung oder das Badewasser geben.

WIRKUNGEN

ÄUSSERLICH (HAUT)

• Als Massageöl oder Kompresse gut bei Arthritis, Muskelschmerzen und -krämpfen sowie Verstauchungen und Verrenkungen, vor allem im Rückenbereich.
• Hilfreich gegen blaue Flecken, wunde Stellen und Furunkel.

GEISTIG-SEELISCH

• Wärmend und stimmungshebend
• Kann die Sinne schärfen und das Gedächtnis stärken
• Anregend und zugleich stärkend-beruhigend
• Wirksames Nerventonikum und daher gut gegen Erschöpfungszustände, besonders in Verbindung mit anderen Ölen.

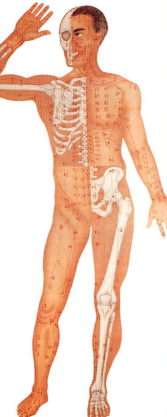

OBEN: *Frischer Ingwer wird in der chinesischen Medizin häufig verordnet.*

RECHTS: *Ingwer kann werdenden Müttern gegen morgendliche Übelkeit helfen.*

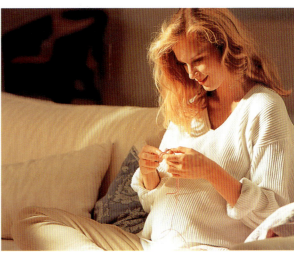

Aromatherapie zu Hause

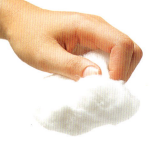

Mit einem Wattebausch läßt sich essenzhaltige Creme auf die Haut auftragen.

In diesem Teil finden Sie die einzelnen Anwendungsbereiche aufgeführt, jeweils mit einer Liste der empfohlenen Öle. Je größer Ihr Wissen über die einzelnen Essenzen, desto leichter fällt es, die jeweils optimal geeignete auszuwählen. Anders als Medikamente der Schulmedizin sollten ätherische Öle nicht allein aufgrund äußerer Symptome gewählt werden; auch Charakter und momentaner Gemütszustand des zu Behandelnden müssen miteinbezogen werden. Aromatherapie wirkt ganzheitlich, und die wohltuenden und heilenden Kräfte der Pflanze fließen als Ganzes in den Körper ein.

Die wichtigsten Anwendungsbereiche ätherischer Öle finden Sie auf den folgenden Seiten aufgelistet, unterteilt in die Kapitel: Haar und Kopfhaut, Haut, Kreislauf, Muskeln und Gelenke, Urogenitaltrakt, Atemwege, Erste Hilfe und nicht zuletzt Streß und streßverwandte Probleme.

Probieren Sie aus, welche der empfohlenen Öle bei Ihnen oder der zu behandelnden Person am besten wirken. Beachten Sie jedoch stets die Gegenanzeigen und Warnhinweise. Wenn Sie jemanden mit einem chronischen oder akuten Leiden behandeln und glauben, die richtige Kombination von Ölen gefunden zu haben, behalten Sie diese Mischung eine Weile bei, tauschen dann aber einmal eine der Essenzen gegen eine andere aus, da der menschliche Körper auf solche Abwechslung in aller Regel äußerst positiv reagiert. Denken Sie daran, daß für Massage, Bad oder Kompressen eine Komposition aus drei Ölen völlig ausreicht.

So wohltuend Aromatherapie-Behandlungen zu Hause sind – gehen Sie unbedingt zum Arzt, wenn Sie sich längere Zeit unwohl fühlen oder Sie irgendwelche Beschwerden beunruhigen.

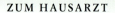

Aromatherapie ist etwas für die ganze Familie, da ätherische Öle gegen viele Beschwerden helfen.

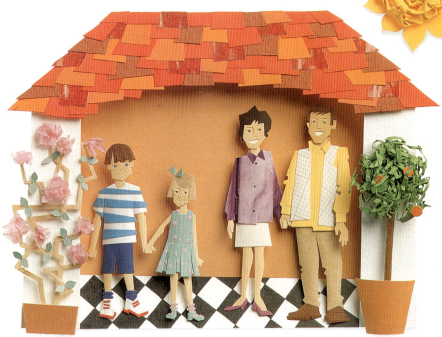

ZUM HAUSARZT

Wenn Sie bereits in Behandlung sind, informieren Sie Ihren Arzt unbedingt darüber, daß Sie vorhaben, Aromaöle zu benutzen. Viele Ärzte empfehlen heute Aromatherapie und/oder Massagen, vor allem bei streßbedingten Beschwerden.

Haar und Kopfhaut

Aromaöle sind sehr wirkungsvoll, wenn es um die Pflege von Haar und Kopfhaut geht. Eigentlich gehört die Kopfhaut in das Kapitel Haut. Sie zeigt aber häufig Symptome, die auf anderen Hautpartien nicht auftreten. Zur Haarpflege selbst bietet es sich an, Essenzen in Basisöl zu mischen oder einem unparfümierten Shampoo beizugeben.

TROCKENES ODER FETTIGES HAAR

Fettiges Haar entsteht durch Überproduktion der Talgdrüsen, während trockenes Haar auf eine Unterfunktion zurückzuführen ist. Aromaöle können dabei helfen, diese Fehlfunktionen auszugleichen. Mischen Sie Basisöl und 1 bis 2 Tropfen Aromaöl, massieren Sie sie in die Kopfhaut ein und spülen Sie sie anschließend wieder aus. Bei trockenem Haar kann das Öl über Nacht einwirken.

Empfohlene Aromaöle
- <u>Fettiges Haar</u>: Geranium, Lavendel, Muskatellersalbei, Teebaum, Zitrone (Regulatoren); Rosmarin, Zypresse (Reinigung, Stärkung).
- <u>Trockenes Haar</u>: Römische Kamille (blondes Haar); Lavendel, Rosmarin (rotes, braunes oder schwarzes Haar).

HAARAUSFALL

Zeitweiliger oder plötzlicher Haarausfall kann streß- oder hormonbedingt und Symptom einer Erkrankung sein, tritt aber auch infolge eines Schockerlebnisses oder als Nebenwirkung bestimmter Medikamente auf. Allmählicher Haarausfall hingegen und Kahlheit sind fast immer erblich bedingt. Aromaöle können die Kopfhaut stimulieren und bei dünner werdendem Haar helfen.

Für ein Massageöl 1 bis 2 Tropfen Aromaöl mit etwas Trägeröl mischen, auf die Kopfhaut auftragen, einmassieren, $\frac{1}{2}$ Stunde einwirken lassen und dann gründlich ausspülen.

Empfohlene Aromaöle:
- Melisse, Rosmarin und Ylang-Ylang (Durchblutung); Atlaszeder und Lavendel (allgemein kräftigend); Grapefruit, Muskatellersalbei, Schafgarbe (Haarwachstum).

SCHUPPEN

Schuppen sind abgestorbene Hautpartikel, die sich von der Kopfhaut ablösen und häßlich aussehen können. Schuppenbildung hängt häufig mit einer Fehlfunktion der Talgdrüsen zusammen, löst gegebenfalls Juckreiz aus und macht anfällig für Infektionen. 1 bis 2 Tropfen Aromaöl in etwas Basisöl mischen, einmassieren, $\frac{1}{2}$ Stunde einwirken lassen und gründlich ausspülen.

Empfohlene Aromaöle:
- Patchouli, Teebaum (entzündungshemmend, regulierend, antiseptisch); Atlaszeder, Rosmarin, Wacholder, Zitrone (antiseptisch, adstringierend); Geranium, Lavendel, Sandelholz (beruhigend).

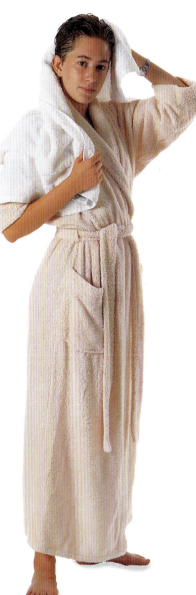

Wenige Tropfen Aromaöl einem Basisöl zugeben und in die Kopfhaut einmassieren.

Haut

Viele Hautprobleme – von trockener Haut bis hin zu Dermatitis – lassen sich mit ätherischen Öle beseitigen oder zumindest lindern. Die Haut ist das größte Organ des menschlichen Körpers und zugleich dasjenige, über das die Essenzen besonders gut aufgenommen werden. Ist Ihr Körper mit einem bestimmten Öl nicht einverstanden, zeigt sich dies zuallererst an der Haut.

AKNE UND FETTIGE HAUT

Akne und verwandte Hauterkrankungen sind durch eine Überproduktion der Talgdrüsen bedingt. Unausgewogene Ernährung, Bewegungsmangel, Hormonschwankungen und Streßsituationen können das Problem noch verschlimmern. Am stärksten sind die Symptome in der Pubertät, vor oder während der Menstruation und in den Wechseljahren.

1 Tropfen Geranium-, Lavendel-, Römische Kamille- oder Teebaumöl direkt auf die betroffenen Stellen tupfen, das Öl (verdünnt!) ins Badewasser geben oder als Kompresse anwenden. In Streßsituationen hilft Verdampfen im Aromalämpchen oder Inhalieren mit Taschentuch.

Empfohlene Aromaöle:
- Atlaszeder, Bergamotte, Geranium, Lavendel, Lemongrass, Limette, Mandarine/Tangerine, Myrte, Neroli, Niaouli, Rosenholz, Rosmarin, Sandelholz, Teebaum, Vetiver, Wacholder, Zitrone (antiseptisch, heilend, regulierend); Römische Kamille (entzündungshemmend); Basilikum, Grapefruit, Lemongrass (reinigend).

TROCKENE UND MISCHHAUT

Trockene Haut kann mit einer Unterproduktion der Talgdrüsen zusammenhängen, aber auch durch zuviel Sonne oder Wind bedingt sein. Sie schuppt sich leicht und neigt zu Faltenbildung. Lufttrockenheit und Alkoholkonsum können das Problem verstärken. Mischhaut ist eine Kombination aus trockener und fettiger Haut.

Die Aromaöle in eine Lotion oder Creme einrühren, dem Badewasser oder einem Gesichtsdampfbad zugeben, für Kompressen verwenden oder verdunsten.

Empfohlene Aromaöle:
- Trockene Haut: Atlaszeder, Geranium, Neroli, Rose, Sandelholz (feuchtigkeitsspendend); Jasmin, Lavendel, Römische Kamille, Schafgarbe (empfindliche Haut); Myrrhe, Patchouli, Teebaum (rissig-rauhe Haut).
- Mischhaut: Geranium, Ylang-Ylang (ausgleichend).

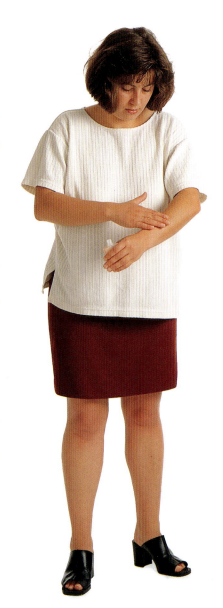

Mischen Sie Aromaöle mit unparfümierter Creme als Körperlotion.

REIFE HAUT UND FALTEN

Jüngere Haut erneuert sich in rund einem Monat, doch verlangsamt sich dieser Prozeß mit dem Alter. Streß, Nikotin- und Alkoholgenuß, Luftverschmutzung, Sonnenbaden und Bewegungsmangel beschleunigen die Hautalterung, führen schnell zu trockener Haut und Falten.

Rühren Sie die Aromaöle in Lotionen und Cremes, geben Sie sie ins Badewasser, verwenden sie als Dampfbad, als Kompresse und in der Duftlampe.

Empfohlene Aromaöle:
- Fenchel, Geranium, Jasmin, Lavendel, Muskatellersalbei, Myrrhe, Neroli, Patchouli, Römische Kamille, Rose, Rosenholz, Sandelholz, Weihrauch, Ylang-Ylang, Zypresse.

SONNENBRAND

Sonnenbrand ist genauso ernst zu nehmen wie andere Verbrennungen, zumal meistens relativ große Hautflächen betroffen sind. Wer sich der Sonne ohne ausreichenden Schutz aussetzt, riskiert vorzeitige Hautalterung mit Faltenbildung, Sommersprossen und Altersflecken und nicht zuletzt Hautkrebs.

Jojobaöl hat einen natürlichen Lichtschutzfaktor von 4 und kann als mildes Sonnenschutzmittel für den Alltag dienen. Wer sich richtig in die Sonne legen möchte, sollte unbedingt einen höheren LSF verwenden. Meiden Sie Angelika/Engelwurz- und Bergamotteöl (und ggf. auch andere Zitrusöle), da sie die Lichtempfindlichkeit der Haut erhöhen können.

Die genannten ätherischen Öle eignen sich für ein kühlendes Bad, als kalte Kompressen oder in Lotionen.

Bei Sonnenbrand helfen einige Tropfen Atlaszederöl im Badewasser, auf einer kalten Kompresse, in einer Lotion.

Empfohlene Aromaöle:
- Atlaszeder, Eukalyptus, Geranium, Jasmin, Lavendel, Neroli, Niaouli, Patchouli, Römische Kamille, Rose, Rosenholz, Sandelholz, Teebaum, Zypresse.

FUSSPILZ

Diese Pilzinfektion holt man sich häufig auf feuchten Böden in Hallenbädern, Sportanlagen, Umkleideräumen etc., da sie überaus ansteckend ist. Die Haut zwischen den Zehen wird rot, juckt und schält sich. Die folgenden Aromaöle als Fußbad oder Kompresse anwenden oder in einer Salbe direkt auftragen.

Empfohlene Aromaöle:
- Lavendel (antiseptisch); Teebaum (gegen Pilze allgemein); Geranium, Kiefer, Myrrhe, Patchouli (entzündungshemmend); Lemongrass (desodorierend, austrocknend).

DERMATITIS, EKZEME UND SCHUPPENFLECHTE

Allergische Hautreaktionen werden immer häufiger, was möglicherweise mit wachsendem Streßpotential, Luft- und Wasserverschmutzung und ungesunder Ernährung zusammenhängt. Nehmen Sie die empfohlenen Öle als Badezusatz, für Kompressen oder im Massageöl.

Empfohlene Aromaöle:
- Dermatitis und Schuppenflechte: Angelika/Engelwurz, Atlaszeder, Bergamotte, Zypresse (beruhigend, entzündungshemmend); Geranium, Kiefer, Lavendel, Myrte, Patchouli, Römische Kamille (heilend).
- Ekzeme: Geranium, Niaouli, Patchouli, Melisse, Myrrhe, Wacholder (feuchte Ekzeme); Sandelholz (trockene Ekzeme).

WARZEN

Warzen sind kleine, runde, gutartige Geschwulste, die durch Viren übertragen werden und die man sich auch gerade in Sportzentren, Umkleideräumen, Schwimmbädern etc. holen kann.

Geben Sie 1 Tropfen Öl direkt auf die Warze, am besten mit einem Wattestäbchen. Berühren Sie damit aber keine anderen Hautstellen, da Sie diese entweder verätzen oder aber den Virus übertragen könnten.

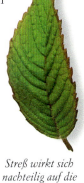

Streß wirkt sich nachteilig auf die Haut aus. Bergamotte-Öl in der Duftlampe kann die Symptome mindern.

Empfohlene Aromaöle:
- Zitrone, Teebaum.

Unverdünntes Zitronenöl eignet sich zur Behandlung von Warzen.

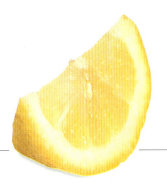

Kreisläufe

Neben dem Blutkreislauf, über den Sauerstoff und andere Nährstoffe in alle Körperteile und Organe gelangen, spielt auch das Lymphsystem eine bedeutende Rolle für unsere Gesundheit. Die Lymphe ist verantwortlich für das Immunsystem und sorgt für den Abtransport von Gift- und Abfallstoffen. Aromaöle und Massagen können die Funktion beider Systeme unterstützen, doch ist auch regelmäßige Bewegung wichtig.

CELLULITE UND WASSERANSAMMLUNGEN

Cellulite ist eine Ansammlung von Giftstoffen in Körpergewebe und Lymphknoten und meist durch mangelnde Durchblutung und schwankenden Hormonspiegel verursacht. Folge ist häßliche »Orangenhaut« an Oberschenkeln, Po und Oberarmen. Cellulite und Ödeme (Wasseransammlungen) treten häufig gemeinsam auf, was dann als Indiz dafür anzusehen ist, daß die Körperflüssigkeiten (Blut und Lymphe) nicht ausreichend »fließen«.

Einige Tropfen der folgenden Öle ins Badewasser geben oder in Basisöl in Richtung Herz einmassieren.

Empfohlene Aromaöle:
- Angelika/Engelwurz, Geranium, Wacholder (entgiftend); Fenchel, Grapefruit, Mandarine/Tangerine, Rosmarin (entwässernd/harntreibend); Atlaszeder, Kiefer, Limette, Sandelholz, Zitrone, Zypresse (durchblutungsfördernd); Lavendel, Patchouli (abschwellend).

VENENERKRANKUNGEN

Hierunter fallen Krampfadern und Hämorrhoiden. Geschwollene Venen sind meist eine Folge schlechter Durchblutung und zu geringer Elastizität von Venen und Venenklappen. Dies ist häufig auf Bewegungsmangel, langes Stehen, unausgewogene Ernährung, Übergewicht und sitzende Tätigkeit zurückzuführen. In Verbindung mit bewußter Ernährung und Bewegungsübungen kann Aromatherapie den Zustand der Venen verbessern helfen.

Hämorrhoiden sind direkt über dem Rektum befindliche Krampfadern. Sie beruhen meist auf unzureichender Durchblutung, die ihrerseits temporär (in der Schwangerschaft) oder permanent (bei Lebererkrankungen oder chronischer Verstopfung) sein kann. Schmerzen und andere Begleiterscheinungen von Hämorrhoiden fördern wiederum Verstopfung, womit sich der Teufelskreis schließt.

Die folgenden ätherischen Öle eignen sich als Badezusatz, für Kompressen, Waschungen und zum Verdampfen. Behandeln Sie die betroffenen Stellen sehr sachte und üben Sie keinesfalls irgendeinen Druck aus.

Empfohlene Aromaöle:
- Krampfadern: Basilikum, Ingwer, Kiefer, Lavendel, Limette, Myrrhe, Rosmarin, Teebaum, Schafgarbe, Wacholder, Zitrone, Zypresse.
- Hämorrhoiden: Basilikum, Bergamotte, Geranium, Majoran, Muskatellersalbei, Myrrhe, Myrte, Neroli, Niaouli, Patchouli, Römische Kamille, Sandelholz, Teebaum, Wacholder, Weihrauch, Zitrone, Zypresse. Bei Verstopfung Fenchel, Majoran und Rosmarin.

Bei Kreislaufschwäche kann es helfen, die Beine kurze Zeit senkrecht gegen eine Wand zu lehnen.

Muskeln und Gelenke

Muskel- und Gelenkschmerzen treten in verschiedenen Körperteilen auf. Aromatherapie-Massage, aber auch das Verdampfen von Essenzen oder ein wohltuendes Aromabad können Muskelverspannungen lösen und die Ausscheidung von Giftstoffen anregen – darunter auch jene Toxine, die Rheuma verursachen. Aromatherapie wirkt hervorragend gegen Verspannungen und Schmerzen, die durch Streß verursacht sind.

KRÄMPFE

An Muskelkrämpfen kann Überbeanspruchung, Kreislaufschwäche oder Vitaminmangel schuld sein, häufig gehen sie auch der Monatsblutung voraus. Ätherische Öle können Verspannungen und Schmerzen mindern.

Zur Entspannung die Essenzen verdampfen oder einige Tropfen auf ein Taschentuch träufeln und aufs Kopfkissen legen; zur Schmerzbekämpfung als Kompresse oder Massageöl verwenden. Im Badewasser wirken sie entspannend und schmerzlindernd.

Empfohlene Aromaöle:
• Eukalyptus, Grapefruit, Ingwer, Majoran, Niaouli, Rosmarin; Vetiver (wärmend, schmerzlindernd); Basilikum, Kiefer, Mandarine/Tangerine, Rose, Zitrone, Zypresse (durchblutungsfördernd); Fenchel, Jasmin, Muskatellersalbei, Wacholder (gegen Regelschmerzen); Lavendel, Römische Kamille, Ylang-Ylang (entspannend).

RÜCKENSCHMERZEN

Fast alle Menschen leiden mehr oder weniger oft an Rückenschmerzen. Die häufigsten Ursachen sind Überanstrengung, schlechte Haltung, schweres Heben oder die Beanspruchung von Muskeln ohne vorheriges Aufwärmen. Schon die kleinste Fehlbewegung kann zu Beschwerden führen.

Direkt wirken die Öle im Badewasser oder als Massagemischung. In der Duftlampe oder auf dem Kopfkissen fördern sie Entspannung und erholsame Nachtruhe.

Empfohlene Aromaöle:
• Basilikum, Römische Kamille, Rosmarin, Wacholder (schmerzlindernd, anregend); Eukalyptus, Kiefer, Majoran, Niaouli, Vetiver (entspannend, wärmend); Lavendel, Muskatellersalbei (entspannend, entzündungshemmend).

Wichtig: Vor jeder anstrengenden Tätigkeit die Muskeln vorwärmen!

RHEUMA UND ARTHRITIS

Als Rheuma bezeichnet man eine schmerzhafte Entzündung der Muskeln und Bänder und Gelenke. Aromatische Essenzen können die Muskeln entspannen helfen, die Schmerzen lindern und Schwellungen abklingen lassen.

Verwenden Sie die Öle als Massagemischung, in der Duftlampe, für Kompressen oder als Badezusatz. Sie können sie auch von einem beträufelten Taschentuch inhalieren.

Empfohlene Aromaöle:
• Eukalyptus, Ingwer, Kiefer, Lavendel, Majoran, Römische Kamille, Vetiver, Wacholder (wärmend, entspannend); Angelika/Engelwurz, Basilikum, Limette, Myrrhe, Rosmarin, Schafgarbe, Zitrone, Zypresse (entzündungshemmend).

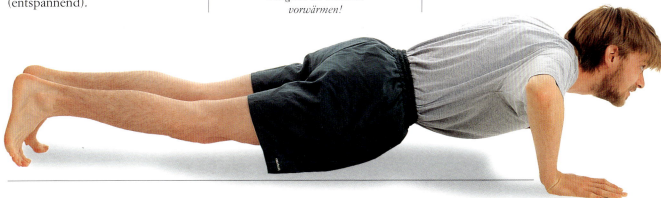

Urogenitaltrakt

Einige ätherische Öle wirken speziell auf den Urogenitaltrakt und können Beschwerden deutlich lindern. Gerade bei Blasenentzündung und Pilzinfektionen im Genitalbereich greifen aromatische Essenzen auf wohltuende Art und Weise ein.

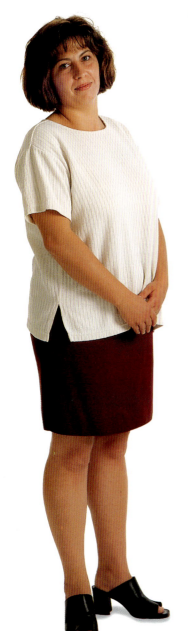

Ätherische Öle können bei schmerzvollen Blasenentzündungen helfen und Juckreiz lindern.

BLASENENTZÜNDUNG

Blasenentzündung ist meist bakteriell bedingt. Frauen leiden weitaus häufiger darunter als Männer, und fast alle kennen das unangenehme Gefühl ständigen Blasendrucks und Schmerzen beim Wasserlassen.

Werden die richtigen Öle gleich bei den ersten Symptomen angewandt, läßt sich ein schwererer Krankheitsverlauf häufig verhindern.

Als Waschungen, Kompressen oder Badezusatz verwenden.

Empfohlene Aromaöle:
• Angelika/Engelwurz, Atlaszeder, Eukalyptus, Lavendel, Niaouli, Römische Kamille, Sandelholz, Teebaum, Wacholder, Weihrauch.

PILZINFEKTION

Candida albicans ist ein Hefepilz, der sich in jedem menschlichen Körper findet, jedoch zum Problem wird, wenn er sich außerhalb des Darms ausbreitet. Dies ist häufig der Fall nach Antibiotika-Behandlungen, die u.a. die Bakterien umbringen, die den Pilz gewöhnlich in Schach halten. Am häufigsten befällt Candida die Schleimhäute im Genitalbereich (Scheidenpilz) und im Mund (besonders bei Säuglingen).

Wegen seiner kraftvollen antibakteriellen, antiseptischen und pilztötenden Wirkung bietet sich Teebaumöl an.

Verdünnen Sie 1 bis 2 Tropfen mit warmem Wasser und machen Sie ein Sitzbad. Die anderen Öle als Badezusatz in der Duftlampe verwenden.

Empfohlene Aromaöle:
• Lavendel, Teebaum, Wacholder (pilztötend); Myrrhe, Sandelholz (antiseptisch).

GENITALHERPES

Genitalherpes wird in erster Linie beim Geschlechtsverkehr übertragen. Die Krankheit wird durch den Herpes Simplex II-Virus verursacht, der mit dem Herpes Simplex I-Virus, Auslöser des bekannten Bläschenausschlags, eng verwandt oder sogar identisch ist. Symptome sind kleine, schmerzhafte Bläschen, die erst nach mehreren Wochen abheilen.

Verwenden Sie die Öle zu sehr milden Waschungen mit abgekochtem Wasser. Bergamotte eignet sich besonders gut, weil sie einerseits auf den Urogenitaltrakt wirkt und zugleich Streß und Depressionen bekämpft.

Empfohlene Aromaöle:
• Bergamotte, Eukalyptus, Lavendel, Teebaum.

Atemwege

Bestimmte ätherische Öle entspannen den Atmungsapparat und können durch Verkrampfungen, Allergien oder Viren bedingte Beschwerden lindern; andere Essenzen wirken schleimlösend. Bestandteile von Aromaölen werden eingeatmet und reinigen auf ihrem Weg zur Lunge die Atemwege.

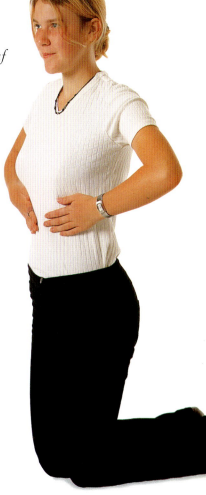

HEUSCHNUPFEN

Heuschnupfen ist eine Allergie, die vor allem Augen, Hals und Nasenschleimhäute befällt. Wann immer die auslösenden Pollen in der Luft fliegen, läuft die Nase, die Augen tränen und man muß ständig niesen. Verwenden Sie die Essenzen in einer Duftlampe oder im Badewasser.

Empfohlene Aromaöle:
- Basilikum, Eukalyptus, Ingwer, Lavendel, Myrrhe, Myrte (gegen die Symptome); Melisse, Römische Kamille (gegen die Ursachen der allergischen Reaktion).

ASTHMA UND ATMUNGSPROBLEME

Als Asthma bezeichnet man Verkrampfungen der feinen Luftwege der Lunge, die sich durch pfeifende Geräusche und Kurzatmigkeit bzw. Atemnot äußern. Fast immer ist es Schleim, der die feinen Luftwege verstopft und die Atmung erschwert. Asthma kann durch eine Allergie ausgelöst werden, etwa als Reaktion auf Staub oder Tierhaare, aber auch infektiös, streßbedingt oder eine Folge von Überanstrengung sein.

Konsultieren Sie unbedingt einen Arzt, wenn Sie den Verdacht haben, an Asthma oder Bronchitis zu leiden.

Die Öle in einer Duftlampe verdampfen, inhalieren, mit 1 bis 2 Tropfen in Basisöl Brust und Rücken einreiben, ins Badewasser geben, als Kompresse verwenden oder direkt aus dem Fläschchen einatmen. Grundsätzlich ist Vorsicht geboten, da Asthmatiker oftmals sehr empfindlich auf Duftöle reagieren.

Empfohlene Aromaöle:
- Angelika/Engelwurz, Fenchel, Melisse, Myrrhe, Rosenholz, Zypresse (gegen Husten); Atlaszeder, Bergamotte, Jasmin, Lavendel, Majoran, Muskatellersalbei, Römische Kamille, Sandelholz (beruhigend, entspannend); Eukalyptus, Limette, Myrte, Niaouli, Weihrauch, Zitrone (abschwellend); Kiefer, Rosmarin, Teebaum (antiviral); Basilikum (antiallergen); Geranium (stärkend).

GRIPPE UND ERKÄLTUNGEN

Grippe und Erkältungskrankheiten werden durch eine Vielzahl unterschiedlicher Viren ausgelöst. Symptome sind Fieber, Schwitzen, Gliederschmerzen, Niesen, Husten, verstopfte Nase, Halsschmerzen, Müdigkeit und Erschöpfung.

Verwenden Sie Öle in der Duftlampe, als Badezusatz, zum Einreiben oder auf einem Taschentuch.

Unterstützt durch Atemübungen, können ätherische Öle bei Atmungsproblemen Linderung bringen.

Empfohlene Aromaöle:
- Angelika/Engelwurz, Atlaszeder, Eukalyptus, Majoran, Myrrhe, Niaouli, Teebaum, Weihrauch (abschwellend, schleimlösend); Fenchel, Rosmarin, Zypresse (krampflösend); Geranium, Lavendel, Rosenholz, Sandelholz (antiseptisch); Ingwer, Limette, Melisse, Schafgarbe, Zitrone (fiebersenkend).

Erste Hilfe

Bei kleineren (aber trotzdem äußerst schmerzhaften) Brandwunden, Prellungen und Insektenstichen bringen ätherische Öle fast augenblicklich Linderung. Der französische Chemiker Gattefossé tauchte seine verbrannte Hand in eine Schüssel mit purem Lavendelöl und erkannte daraufhin die wunderbaren Heilkräfte der Essenz. Lavendelöl ist nicht das einzige nützliche Erste-Hilfe-Öl, aber wenn Sie nur ein Fläschchen mitnehmen können, dann sollte es Lavendel sein. Auch Teebaumöl wirkt stark reinigend und heilend. Beziehen Sie bei der Auswahl der Notfall-Essenz immer auch die psychische Verfassung des Betroffenen mit ein.

INSEKTENSTICHE UND BISSE

Die unangenehmen Folgen von Insektenstichen lassen sich durch das Auftragen ätherischer Öle deutlich reduzieren. Aufgrund ihrer antiseptischen und entzündungshemmenden Wirkung lindern einige Essenzen den Juckreiz und beugen Entzündungen vor. Geben Sie 1 Tropfen pures Lavendel- oder Teebaumöl direkt auf den Stich; die anderen Essenzen eignen sich als Badezusatz und für kalte Kompressen. Machen Sie sich – etwa wegen eines Zeckenbisses – Sorgen, sollten Sie einen Arzt aufsuchen.

VORSICHT
Bei Fieber oder erhöhter Temperatur einen Arzt zuziehen. Einige Menschen reagieren auf Insektenstiche allergisch und gehören sofort in medizinische Behandlung.

Empfohlene Aromaöle:
- Basilikum, Fenchel, Geranium, Lavendel, Melisse, Niaouli, Teebaum (beruhigend, entzündungshemmend, antiseptisch).

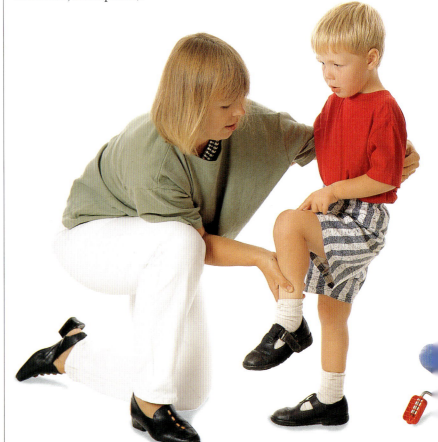

Bei den unvermeidlichen blauen Flecken und Schürfwunden helfen Lavendel- oder Geraniumöl.

BLAUE FLECKEN

Blaue Flecken und Blutergüsse sind äußere Anzeichen geringfügiger Gewebsverletzungen und werden häufig von Schmerzen und Schwellungen begleitet. Die Verfärbung der Haut – zuerst blau, dann bräunlichgelb – geht auf verletzte Kapillaren zurück. Wer auffallend häufig und viele blaue Flecken hat, sollte einen Arzt konsultieren, da dies auf eine Nierenstörung oder Vitamin-C-Mangel deuten kann.

Am besten verwenden Sie die Öle (vor allem zu Anfang) als kalte Kompresse, 1 Tropfen Lavendel- oder Geraniumöl kann auch direkt auf die betroffene Stelle getupft werden. Die übrigen empfohlenen Essenzen eignen sich als Badezusatz und zur Massage, sobald die blauen Flecken etwas zurückgegangen sind.

Empfohlene Aromaöle:
• Fenchel, Ingwer, Muskatellersalbei, Rosmarin (wärmend, durchblutungsfördernd); Geranium, Majoran, Myrte (beruhigend, schmerzlindernd); Lavendel, Zypresse (entzündungshemmend).

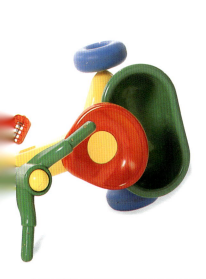

INSEKTENABWEHR

Viele Aromaöle sind ausgezeichnet geeignet, Insekten zu vertreiben. Tragen Sie die mit Basisöl gemischten Essenzen direkt auf die Haut auf oder verwenden Sie sie als Raum- oder Körperspray.

Raumspray: mit destilliertem oder Mineralwasser und etwas Alkohol (z.B. Wodka) vermischen und in eine Sprühflasche geben.

Körperspray: nach dem auf Seite 30 beschriebenen Grundrezept für Hauttonikum herstellen.

Sie können die Aromaöle auch ins Badewasser geben, als kalte Kompresse auflegen oder eine insektenabwehrende und zugleich feuchtigkeitsspendende Körperlotion anrühren (Rezepte siehe unter Selbstgemachte Kosmetika, S. 30f.).

Weiterhin können Sie die Essenzen in einem Aromalämpchen verdampfen. Ein paar Tropfen Lavendelöl direkt auf die Bettwäsche oder ein Moskitonetz geträufelt, hält auch in warmen Ländern lästige und möglicherweise krankheitsübertragende Insekten auf Abstand.

Empfohlene Aromaöle:
• Atlaszeder, Basilikum, Bergamotte, Eukalyptus, Geranium, Lavendel, Lemongrass, Rosenholz, Vetiver, Zitrone, Zypresse.

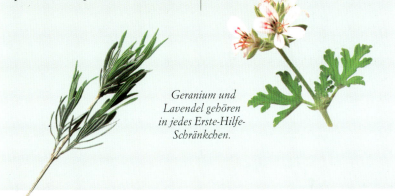

Geranium und Lavendel gehören in jedes Erste-Hilfe-Schränkchen.

LEICHTE VERBRENNUNGEN

Leichte Verbrennungen oder Verbrühungen, durch Kontakt mit Herdplatte, Bügeleisen oder heißem Wasser, führen meist zu Blasen, die dann für Infektionen anfällig sind.

Tauchen Sie die betroffene Stelle sofort in möglichst kaltes Wasser oder kühlen Sie sie mit einer kalten Kompresse. Unbedingt sauber halten und keine Creme oder Butter auftragen! 1 Tropfen Lavendel- oder Teebaumöl kann als Erste-Hilfe-Maßnahme direkt auf die Brandwunde getropft werden. Sie können auch 1 bis 2 Tropfen dieser Essenzen oder Niaouli auf einen Wattebausch geben und diesen auf die Brandblase legen. Die anderen Öle sind für kalte Kompressen gedacht.

VORSICHT
Wenn es sich um eine ernste Verbrennung handelt, suchen Sie die Notaufnahme des nächstliegenden Krankenhauses auf.

Empfohlene Aromaöle:
• Eukalyptus, Lavendel, Niaouli, Teebaum (beruhigend, wundheilend, antiseptisch); Geranium, Römische Kamille, Rose (beruhigend, heilend).

Streß und streßverwandte Probleme

Unser moderner, häufig von Streß und Hektik bestimmter Lebensstil macht uns anfällig für Erschöpfung, Schlaflosigkeit, Depressionen und Verdauungsprobleme. Ätherische Öle können damit verbundene Symptome lindern und bei unausgewogener Ernährung, Überaktivität und Erschöpfungszuständen helfen. Sie heben die Stimmung, entspannen, fördern erholsamen Schlaf und entgiften – sämtlich Eigenschaften, die Ihnen den einen oder anderen Besuch beim Arzt oder Apotheker ersparen sollten.

DEPRESSIONEN

Jeder Mensch fühlt sich gelegentlich depressiv oder niedergeschlagen. Ganz unabhängig von der Ursache können Aromaöle hier Linderung bringen. Dies hängt nicht zuletzt damit zusammen, daß Gerüche in dem Teil des Gehirns registriert werden, der auch Gedächtnis, Gefühle und Stimmungen steuert.

Verwenden Sie die empfohlenen Öle als anregendes oder beruhigendes Bad, in der Aromalampe, oder schnuppern Sie direkt an dem Fläschchen (besonders bei Ylang-Ylang bewährt).

Empfohlene Aromaöle:
- Atlaszeder, Bergamotte, Geranium, Grapefruit, Jasmin, Kiefer, Lavendel, Lemongrass, Limette, Mandarine/ Tangerine, Melisse, Myrrhe, Myrte, Neroli, Patchouli, Römische Kamille, Rose, Rosenholz, Rosmarin, Sandelholz, Schafgarbe, Vetiver, Wacholder, Weihrauch, Ylang-Ylang, Zypresse.

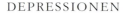

Bei Migräne oder lästigen Kopfschmerzen können ätherische Öle helfen.

VERDAUUNGSPROBLEME

Unter diesen Punkt fallen Magenverstimmung, Verstopfung, Durchfall und Reizblase. Sie können alle auf Streß und ungesunde Ernährung zurückzuführen sein: zu viel oder zu schnelles Essen, zu wenig oder zu unregelmäßige Nahrungsaufnahme, zu wenig Ballaststoffe oder zu reichhaltige Kost – oder zu viele Gedanken darüber, ob man sich auch wirklich optimal ernährt.

Die Öle passen als Badezusatz, für Massageöl, Aromalampe und Kompressen

Empfohlene Aromaöle:
- Magenverstimmung: Angelika, Basilikum, Bergamotte, Fenchel, Ingwer, Lavendel, Lemongrass, Limette, Mandarine/Tangerine, Myrrhe, Niaouli, Römische Kamille, Rose, Rosmarin, Sandelholz, Schafgarbe, Weihrauch. Durchfall: Fenchel, Ingwer, Majoran, Myrte, Römische Kamille, Sandelholz, Schafgarbe. Verstopfung: Basilikum, Fenchel, Ingwer, Lemongrass, Mandarine/ Tangerine, Römische Kamille, Rosmarin, Wacholder, Zitrone. Reizblase: Fenchel, Lavendel, Majoran, Melisse, Neroli, Römische Kamille.

ERSCHÖPFUNG

Nach anstrengender Arbeit oder völliger Verausgabung bei Spiel und Sport können Aromaöle Ihnen wieder Energie geben, bis Sie sich die jetzt dringend benötigte körperliche und geistige Entspannung gönnen.

Als Badezusatz oder Gesichts- und Nackenmassage, in der Duftlampe.

Empfohlene Aromaöle:
- Angelika/Engelwurz, Eukalyptus, Grapefruit, Ingwer, Kiefer, Lemongrass, Limette, Mandarine/Tangerine, Niaouli, Rosmarin, Teebaum, Wacholder, Zitrone (anregend); Basilikum, Bergamotte, Jasmin, Muskatellersalbei, Myrte (stimmungsaufhellend); Fenchel, Geranium, Lavendel, Myrrhe, Patchouli, Römische Kamille, Rosenholz, Weihrauch, Ylang-Ylang (entspannend).

KOPFSCHMERZEN UND MIGRÄNE

Kopfschmerzen sind Anzeichen dafür, daß Sie Ruhe brauchen. Legen Sie sich in einem abgedunkelten Zimmer etwas hin.

Folgende Essenzen eignen sich für die Duftlampe, ein Bad oder eine Kopfhaut- und Gesichtsmassage.

Empfohlene Aromaöle:
- Angelika/Engelwurz, Eukalyptus, Lemongrass, Rosmarin (für klaren Kopf); Lavendel, Majoran, Römische Kamille, Rose, Rosmarin (schmerzlindernd); Melisse, Muskatellersalbei, Zitrone (lösen Anspannungen).

Kopfschmerzen und Übelkeit nach exzessivem Alkoholgenuß werden mit Geranium- und Lavendelöl erträglicher.

»KATER«

Aromaöle helfen bei Kopfschmerzen sowie Übelkeit nach übertriebenem Alkoholgenuß, machen den Kopf klar und spenden frische Energie.

Folgende Öle eignen sich für Bad, Massage, Duftlampe oder kalte Kompressen (für die Stirn). Und Trinken Sie viel Wasser!

Empfohlene Aromaöle:
- Geranium, Lavendel, Neroli, Rose (gegen Kopfschmerzen und Apathie); Angelika/Engelwurz, Ingwer, Limette, Zitrone (für klaren Kopf und gegen Übelkeit).

SCHLAFSTÖRUNGEN

Probleme beim Einschlafen oder nächtliches Aufwachen können durch Streß und Ängste bedingt sein und führen zu Übermüdung, Reizbarkeit und dem Gefühl, überfordert zu sein.

Verwenden Sie Aromaöle im Bad oder in der Aromalampe im Schlafzimmer.

Empfohlene Aromaöle:
- Bergamotte, Geranium, Jasmin, Lavendel, Majoran, Mandarine/Tangerine, Melisse, Myrte, Neroli, Römische Kamille, Rose, Sandelholz, Schafgarbe, Vetiver, Ylang-Ylang, Zypresse.

JETLAG UND REISEKRANKHEIT

Dehydrierung, Appetitverlust und Kopfschmerzen sind bei Reisen in entfernte Zeitzonen an der Tagesordnung und Symptome des sogenannten Jetlag. See- bzw. Reisekrankheit äußert sich in Form von Übelkeit. Schnuppern Sie am Aromafläschchen, einem Taschentuch, gönnen Sie sich ein Bad.

Empfohlene Aromaöle:
- Jetlag: Bergamotte, Eukalyptus, Grapefruit, Lemongrass, Rosmarin, Zitrone (belebend); Geranium, Lavendel, Neroli, Römische Kamille, Rosenholz, Vetiver, Wacholder (beruhigend, angstlösend); Atlaszeder, Zypresse (abschwellend). Reisekrankheit: Angelika/Engelwurz, Fenchel, Ingwer, Majoran, Mandarine/Tangerine, Rosenholz, Zitrone (magenberuhigend); Bergamotte, Sandelholz, Weihrauch (stimmungsaufhellend).

Aromatherapie für Frauen, Kinder und Senioren

Aromaöle können einige ihrer Heilkräfte besonders wirksam bei Frauen, Kindern und älteren Menschen entfalten. Mit etwas Umsicht und Bedacht angewendet, sind die Essenzen von frühester Jugend bis ins hohe Alter völlig ungefährlich. Es gibt Öle speziell für werdende Mütter sowie zur Linderung von Menstruations- und Wechseljahresbeschwerden.

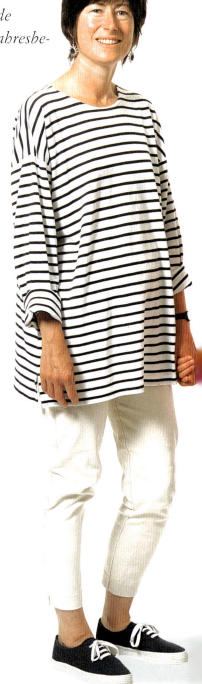

AROMATHERAPIE UND MENSTRUATION

Bei schmerzhafter, zu starker oder zu schwacher Regelblutung können ätherische Öle helfen – sowohl auf körperlicher Ebene als auch in psychischer Hinsicht.

Verwenden Sie die folgenden Essenzen als Badezusatz, in der Duftlampe, zur Massage oder für Kompressen.

Empfohlene Aromaöle:
- Prämenstruelles Syndrom: Geranium, Grapefruit, Lavendel, Mandarine/Tangerine, Melisse, Neroli, Rose, Römische Kamille, Sandelholz, Vetiver, Weihrauch (beruhigend und hormonregulierend); Bergamotte, Jasmin, Muskatellersalbei, Wacholder (stimmungshebend); Fenchel, Patchouli, Rosmarin, Zypresse (gegen Wasseransammlungen).
- Schmerzhafte Periode: Basilikum, Fenchel, Geranium, Ingwer, Kiefer, Lavendel, Majoran, Muskatellersalbei, Vetiver, Wacholder, Zypresse.
- Zu schwache oder zu starke Regelblutung: Fenchel, Lavendel, Majoran, Melisse, Muskatellersalbei, Myrrhe, Römische Kamille, Rose, Rosmarin, Schafgarbe, Wacholder.

BADEZEIT

Wenn Sie gerne mit Ihren Kindern gemeinsam baden, nehmen Sie ein Aromalämpchen mit ins Badezimmer und verwenden Sie als Zusatz ganz milde Öle und auch diese nur in sehr geringen Mengen.

AROMATHERAPIE FÜR (KLEIN-) KINDER

Auch bei Kindern und sogar Babys können ätherische Öle in der Duftlampe gefahrlos verdampft werden. Am besten für Kinder geeignet sind Mandarine, Myrte, Lavendel und Römische Kamille. Verwenden Sie die Essenzen bei Kindern unter 12 Monaten ausschließlich im Aromalämpchen. Lassen Sie es auf keinen Fall an die Haut kommen. Verwenden Sie es erst bei älteren Kindern als Badezusatz oder mit Basisöl gemischt, in einer starken Verdünnung.

Ein Baby mit nicht-aromatisiertem Basisöl einzureiben, ist für Mutter (Vater) und Kind überaus entspannend und eine wunderbare Erfahrung. Erkundigen Sie sich nach Kursen für Babymassage, die an vielen Orten angeboten werden.

VORSICHT

Bevor Sie selbst das mildeste Öl für Ihr Kind nehmen, machen Sie unbedingt einen Verträglichkeitstest (s. S. 18). Testen Sie jedes neue Öl vor der ersten Anwendung!

AROMATHERAPIE UND WECHSELJAHRE

Manche Frauen bewältigen diese hormonelle Umstellung ohne größere Probleme, während andere unter Depressionen, unregelmäßigen und starken Regelblutungen, Hitzewallungen und anderen Beschwerden leiden, die sich zuweilen über Jahre hinziehen. Neben diesen hormonell bedingten Problemen stellt die Zeit der Menopause für fast jede Frau zugleich eine Umbruchsituation dar, in der sie Bilanz über ihr bisheriges Leben zieht.

Die folgenden Essenzen können als Badezusatz, in der Aromalampe oder in Massagemischungen verwendet werden. Die liebevolle Berührung eines Aromatherapeuten, Massagepartners oder Familienmitglieds kann in dieser Zeit besondere Bedeutung gewinnen.

VORSICHT

Bei hohem Blutdruck Kiefern- und Rosmarinöl meiden!

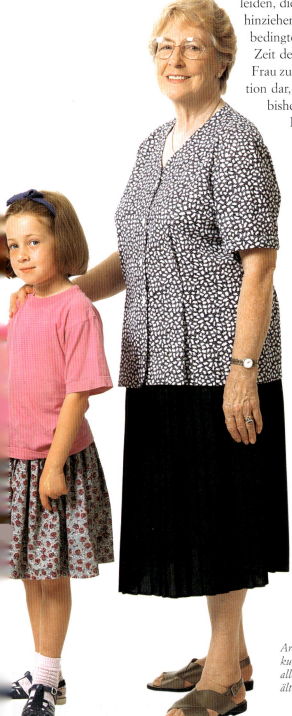

Aromaöle haben viele Wirkungen, von denen vor allem Frauen, Kinder und ältere Menschen profitieren.

Empfohlene Aromaöle:
- Bergamotte, Mandarine/Tangerine, Neroli, Sandelholz, Ylang-Ylang, Zitrone (stimmungshebend); Fenchel, Geranium, Jasmin, Muskatellersalbei, Römische Kamille, Weihrauch, Zypresse (unterstützen die hormonelle Umstellung); Kiefer, Majoran, Melisse, Rose (beides).

AROMATHERAPIE FÜR ÄLTERE MENSCHEN

Nichts spricht dagegen und viel dafür, Aromatherapie bis ins hohe Alter hinein zu genießen. Wer sich nicht spontan zu einer Ganzkörpermassage entschließen kann, sollte mit einer entspannenden Fuß-, Hand- oder Gesichtsmassage beginnen. Ausgebildete Aromatherapeuten beraten Sie auch gerne in anderer Hinsicht. Alternativ können Sie die Essenzen in einer Duftlampe verdampfen, auf ein Taschentuch träufeln oder ins Badewasser geben. Achten sie darauf, daß das Öl gleichmäßig darin verteilt (nur nicht-hautreizende Öle wählen und mit einem Emulgator anrühren).

RÜCKBLENDE

Gerüche sind sehr gedächtnisstimulierend und können Erinnerungen an längst Vergessenes wachrufen. Rufen Sie die Vergangenheit wach, während ein lieber Mensch Füße, Hände, Gesicht, Nacken und Schultergürtel massiert. Eine wunderbare Art, den Nachmittag zu verbringen.

Aromatherapie bei Schwangerschaft und Geburt

Bestimmte Aromaöle können die Monate während der Schwangerschaft und auch die Geburt selbst sehr wohltuend begleiten. Nutzen Sie diese Essenzen dazu, unangenehme Begleiterscheinungen zu lindern, aber greifen Sie ruhig auch auf andere Methoden zurück, wenn Sie das Gefühl haben, daß Ihnen diese mehr entgegenkommen.

SCHWANGERSCHAFT

Einige Aromaöle besitzen Eigenschaften, die werdende Mütter als besonders angenehm empfinden. Verdampfen Sie die Essenzen in einer Duftlampe, genießen Sie sie in einem entspannenden Bad oder während einer Massage. Beachten Sie jedoch unbedingt, daß es verschiedene Öle gibt, die menstruationsfördernd wirken und/oder den Blutdruck erhöhen. Vor dem fünften Schwangerschaftsmonat sollten Sie die folgenden Öle in jedem Fall meiden: Atlaszeder, Basilikum, Fenchel, Jasmin, Lavendel, Majoran, Muskatellersalbei, Myrrhe, Rose, Rosmarin, Wacholder und Zypresse. Am sichersten ist es, die empfohlenen Essenzen nur in einem Duftlämpchen zu verdampfen und nur dann für Massagen und Bäder zu verwenden, wenn sie Ihnen von einem ausgebildeten Therapeuten empfohlen wurden. Sie und Ihr Baby sind in diesem Stadium so sensibel, daß selbst geringste Mengen Öl starke Wirkung erzielen können. Massagen sind vor dem fünften Monat nicht zu empfehlen, können danach aber das Wohlbefinden immens steigern, indem sie Spannungen abbauen helfen. Viele professionelle Aromatherapeuten haben Erfahrung mit den psychischen und physischen Veränderungen, die eine Schwangerschaft mit sich bringt, und werden dafür sorgen, daß Sie während der Massage bequem liegen oder sitzen. Vielleicht sehnen Sie sich in dieser besonderen Zeit aber gerade nach der Berührung durch Ihren Partner. Im Kapitel »Die Kunst der Massage« finden Sie u.a. Anleitungen speziell zur Behandlung werdender Mütter.

VORSICHT

Meiden Sie alle Öle, die nicht in diesem Buch aufgeführt sind. Wenden Sie sich im Zweifelsfall an einen ausgebildeten Aromatherapeuten.

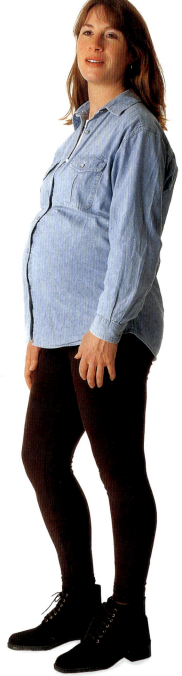

Auch werdende Mütter können die wohltuende Wirkung ätherischer Öle genießen.

WÄHREND DER WEHEN

Sobald die Wehen eingesetzt haben, können Aromaöle die Geburt unterstützend begleiten. Geranium, Lavendel, Rose, Weihrauch oder Ylang-Ylang in der Duftlampe wirken in der Anfangsphase ausgesprochen wohltuend, bei Angstgefühlen hilft Neroli. Im fortgeschrittenen Stadium empfehlen sich Jasmin und Muskatellersalbei als stimmungsaufhellende, schmerzlindernde und uterusstärkende Öle, die auch die Geburt erleichtern.

Natürlich kann es vorkommen, daß gerade bei der Geburt Essenzen, die Sie sonst gerne riechen, Übelkeit hervorrufen. Lassen Sie sie in diesem Falle einfach weg. Erst kürzlich hat man herausgefunden, daß das zentrale Nervensystem Essenzen, deren Duft man nicht als angenehm empfindet, derart blockiert, daß ihre wohltuenden Eigenschaften nicht zur Geltung kommen können.

VERWÖHNEN SIE SICH!

Regelmäßige Massage kann Verspannungen in Kreuz und Nacken und natürlich auch anderswo lösen helfen. Zudem werden dadurch Durchblutung und Lymphfluß angeregt – und Sie kommen in den Genuß des Gefühls, daß sich jemand ganz ausschließlich Ihnen und Ihrem Wohlbefinden widmet.

NACH DER GEBURT

Auch für die Zeit nach der Geburt gibt es Öle, die Ihnen diese Übergangsphase erleichtern. Verwöhnen Sie sich mit einem (teuren) Tropfen Jasmin-, Neroli- oder Rosenöl in der Duftlampe, wenngleich auch das preiswertere Ylang-Ylang sehr gut tun kann. Haben Sie Probleme beim Stillen, können Kompressen mit Fenchel- oder Lemongrass helfen.

Waschen Sie das Öl aber danach vollständig ab.

TIP

Babys brauchen keinen anderen Duft als den ihrer Mutter – am besten in Verbindung mit liebevoller Berührung.

VORSICHT

Ätherisches Öl darf nicht in den Mund des Babys gelangen.

FEHLGEBURT

Wer sein Baby während der Schwangerschaft verliert, macht eine schwere emotionale Krise durch. Aromatische Essenzen können allen Betroffenen Unterstützung gewähren. Die starken und edlen Öle von Neroli, Rose und Jasmin, aber auch andere Essenzen, deren Duft Ihnen jetzt besonders zusagt, sind in der Lage, diese schwierige Zeit erträglicher zu gestalten – egal, ob Sie sie zu Hause anwenden oder einen Therapeuten aufsuchen. Die liebevolle Berührung einer Freundin, Ihres Partners oder einer mitfühlenden Therapeutin kann unglaublich wohltuend wirken. Lassen Sie sich verwöhnen mit den heilsamen Aromen der wunderbaren Öle.

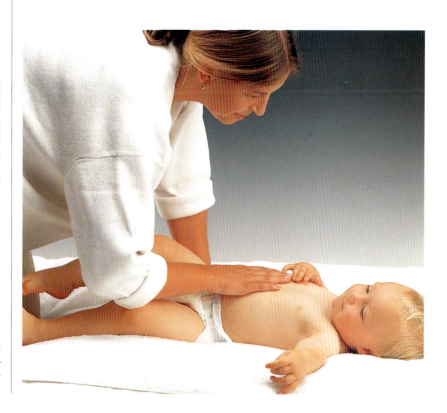

Babys brauchen die Berührung ihrer Mutter und lassen sich gerne sanft massieren.

Beim Aromatherapeuten

Am besten findet man einen guten Aromatherapeuten natürlich durch persönliche Empfehlung. Wenn Sie jedoch niemanden kennen, wenden Sie sich an die im Anhang genannten Informationsstellen, wo man Ihnen gerne Adressen nennen wird.

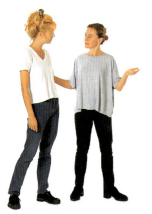

Viele Aromatherapeuten behandeln bei sich zu Hause.

Wenn Sie zum ersten Mal zu einer Aromatherapie-Behandlung kommen, wird der/die Therapeut/in (die überwiegende Mehrzahl sind Frauen) Ihnen eine ganze Reihe von Fragen stellen – zu Ihrer Gesundheit, Ihrem Lebensstil, und was Sie sich von der Aromatherapie erwarten. Hat er oder sie genügend Informationen, um die richtigen Öle für Sie zu finden, wird sie Sie bitten, sich auszuziehen und sich auf den Massagetisch zu legen. Vielleicht verläßt die Therapeutin solange den Raum, vielleicht nutzt sie die Zeit aber auch zum Anmischen des Massageöls. Zu einer ganzheitlichen Behandlung gehört eine Ganzkörpermassage, wobei Sie bestimmen können, welche Körperregionen besondere Aufmerksamkeit brauchen.

Einige Aromatherapeuten strecken oder dehnen Genick oder Glieder. Wenn Sie dies als unangenehm empfinden, sagen Sie es ihnen ruhig. Braucht die Masseurin Ihre Kooperation, wird sie es Sie wissen lassen. Ansonsten bleiben Sie einfach entspannt liegen und genießen Sie. Wahrscheinlich wird die Therapeutin Sie während der Behandlung fragen, ob der Druck fest genug ist oder sogar zu fest. Manche Aromatherapeuten spielen zur Untermalung der Behandlung leise Entspannungsmusik.

Sollten Sie Fragen zur Behandlung oder zur Aromatherapie überhaupt haben, scheuen Sie sich nicht, sie vor, während oder kurz nach der Massage zu stellen. Vielleicht interessiert es Sie, welche Öle die Therapeutin zur Massage verwendet und warum sie sie für Sie ausgewählt hat.

Natürlich können Sie sie auch bitten, bestimmte Essenzen zu verwenden, wenngleich dies den Behandlungserfolg auch einschränken kann. Aromatherapiemassagen sind in aller Regel eher sanft (damit soviel Öl wie möglich in die Haut eindringt und die Muskulatur entspannt), aber Sie können natürlich anmerken, daß Sie es gerne etwas fester hätten. Schließlich soll die Massage etwas durch und durch Angenehmes sein. Selbst das Wegmassieren von »Knoten« darf nicht als unangenehm empfunden werden. Noch einmal: Wenn Ihnen irgend etwas nicht behagt, sagen Sie es!

Manchmal haben Sie die Möglichkeit, im Anschluß an die Behandlung noch eine Weile ruhend zu entspannen. Andere Therapeuten erwarten, daß Sie sich möglichst rasch wieder anziehen, weil vielleicht schon der nächste Patient wartet. Einige Therapeuten oder Zentren gewähren einen gewissen Preisnachlaß, wenn Sie mehrere Behandlungen im voraus buchen und sofort zahlen. Möchten Sie in einem Zentrum von einem bestimmten Therapeuten massiert werden, müssen Sie dies bei der Terminvereinbarung vermerken lassen. Für die erste Behandlung sollten Sie mindestens 90 Minuten kalkulieren, später passen vielleicht mehrere kürzere, einstündige Teilmassagen besser in Ihren Zeitplan.

Wenn Sie sich für einen selbständig arbeitetenden Therapeuten entscheiden, der die Behandlung bei sich oder bei Ihnen zu Hause durchführt, sollten Sie sich zuerst eine Weile am Telephon unterhalten, um herauszufinden, ob Sie beide dieselbe »Wellenlänge« haben. Ob eine Aromamassage die größtmögliche wohltuende Wirkung entfaltet, hängt nämlich nicht zuletzt von dem persönlichen Einvernehmen zwischen Therapeut und Patient ab.

VORSICHT

Wenn Sie sich nach der Behandlung schwindelig oder unsicher fühlen, dürfen Sie nicht sofort ins Auto steigen. Trinken Sie ein Glas Wasser oder ein warmes Getränk (keinen Schwarztee, Kaffee oder Alkohol) und ruhen Sie sich aus, bevor Sie heimfahren.

BEIM AROMATHERAPEUTEN

FALLSTUDIE

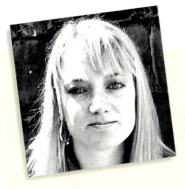

Janine Schmidt, 43 Jahre, Verkäuferin. Obwohl grundsätzlich gesund, leidet sie seit einigen Wochen unter Schlaflosigkeit. Ihr wurde bewußt, daß sie schon längere Zeit sehr angespannt war, und hofft nun, daß Aromatherapie ihr hilft, sich zu entspannen.

Vor Beginn der Behandlung muß der/die Aromatherapeut/in etwas über Ihren Allgemeinzustand erfahren. Beantworten Sie alle Fragen so ehrlich und genau wie möglich – es geht schließlich um Ihre Gesundheit.

Ernährungsgewohnheiten können zur Aufklärung bestimmter Beschwerdesymptome beitragen.

Krankheiten und Beschwerden, unter denen Sie leiden, geben dem Therapeuten wichtige Hinweise darüber, welche Körperbereiche besonderer Aufmerksamkeit bedürfen.

Fragebogen zur Aromatherapiebehandlung

Name: Schmidt, Janine   Beruf: Verkäuferin
Adresse: Münchener Str. 99, München   Familienstand: verh.
Geburtsdatum: 24.3.56   Telefon: 33355
Kinder: 2

Krankenvorgeschichte → Operationen, Krankheiten, Medikamente? → keine
(evtl. Erbkrankheiten?) 2x Kaiserschnitt, chron. Gastritis, Mandeloperation

Derzeitige Beschwerden? Einnahme homöopathischer Mittel? nein
Rückenbeschwerden → Verspannungen, Krampfadern
Stress durch Beruf u. Kinder, Venenprobleme

Nehmen Sie z. Zt. noch andere Therapien in Anspruch?
Wenn ja, welche? keine

Sind Sie z. Zt. schwanger? Nein   Wievielter Monat? /

Sind Sie Raucher? Ja   Wenn ja, wieviel rauchen Sie? ca. 10 Zigaretten

Wie ernähren Sie sich? Normal (keine vollwertige Ernährung!)

Können Sie gut schlafen? Nein   Stehen Sie unter ständigem Stress? Ja (s.o.)

Haben Sie Menstruationsbeschwerden? Ja (Schmerzen vor Menstruation, Gereiztheit)
Ist Ihr Zyklus regelmäßig? Ja
Nehmen Sie die Pille oder Hormone? Nein
Sind Sie in den Wechseljahren? Nein   Haben Sie Beschwerden? /

Haben Sie Rückenprobleme? Ja – Verspannung Nackenbereich u. Schulterprobleme

Haben Sie Probleme mit der Verdauung? (Regelmäß. Stuhlgang?) Nein   Ja

Leiden Sie häufig unter Kopfschmerzen oder Migräne? Ja, Kopfweh streßbedingt

Fühlen Sie sich oft müde? Ja

Wieviel trinken Sie täglich? 1 Liter

Haben Sie Blutdruck- oder Kreislaufprobleme? Ja (hoher Blutdruck)

Was versprechen Sie sich von einer Aromatherapiebehandlung?
Entspannung → Besserung der Nackenprobleme

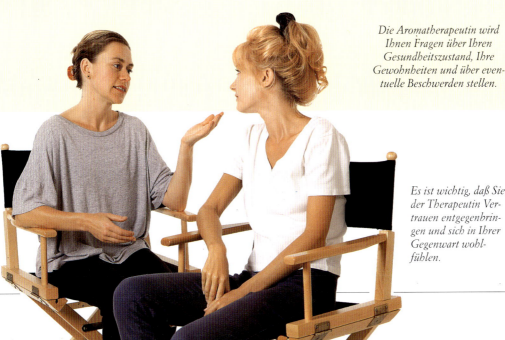

Die Aromatherapeutin wird Ihnen Fragen über Ihren Gesundheitszustand, Ihre Gewohnheiten und über eventuelle Beschwerden stellen.

Es ist wichtig, daß Sie der Therapeutin Vertrauen entgegenbringen und sich in Ihrer Gegenwart wohlfühlen.

Glossar

ABSOLUE Zähflüssiger, stark duftender, reiner Rohstoff, der in aller Regel durch Lösungsmittel-Extraktion aus dem Concrete gewonnen wird.

ADSTRINGIEREND Schleimhäute oder Poren zusammenziehend, auch blutstillend.

AKNE Hauterkrankung, die auf Entzündung der Talgdrüsen zurückzuführen ist. Betroffene Hautstellen zeigen verstärkte Mitesser- und Pickelbildung, in schweren Fällen kommt es zu Pusteln und Knötchen, die häßliche Narben hinterlassen können.

ANÄMIE Blutarmut

ANAPHRODISISCH Den Geschlechtstrieb dämpfend

ANTIDEPRESSIV Wirkt Depressionen entgegen

ANTIMIKROBIELL Bekämpft krankheitserregende Mikroorganismen

ANTINEURALGISCH Gegen Nervenschmerzen

ANTIOXIDANS Verhindert die Oxidation und somit die Entstehung der sogenannten »freien Radikale«, die den Alterungsprozeß auslösen.

ANTISEBORRHÖISCH Hilft, die Talgproduktion zu regulieren

ANTISEPTISCH Wundinfektionen verhindernd

ANTIVIRAL Wirkt der Ausbreitung von Viren entgegen.

AROMATHERAPIE Natürliche, ganzheitliche Heilmethode, die auf der gesundheitsfördernden und zugleich wohltuenden Wirkung ätherischer Öle basiert.

ARTHRITIS Gelenkentzündung, die sich durch Hautrötung, Schwellung, Schmerzen und eingeschränkte Bewegungsfähigkeit äußert.

ASTHMA Anfallsweise auftretende Atemnot, Kurzatmigkeit

ÄTHERISCHES ÖL (Essenz) In einer Pflanze enthaltener Extrakt, der deren flüchtige aromatische Bestandteile enthält. Wird durch eine bestimmte Gewinnungsmethode hergestellt und kann dann gezielt gegen Beschwerden eingesetzt werden.

BAKTERIZID Keimtötend

CANDIDA ALBICANS Scheidenpilz, verursacht durch falsche Ernährung, Streß, Genußgifte oder Antibiotika.

CELLULITE Ansammlung von Giftstoffen in Körpergewebe und Lymphdrüsen, meist verursacht durch mangelnde Durchblutung und Hormonschwankungen. Folge ist häßliche »Orangenhaut« an Oberschenkeln, Po und Oberarmen.

CONCRETE Stark duftende, konzentrierte Substanz aus Wachs und ätherischem Öl, die meist durch Lösungsmittel-Extraktion aus Pflanzenmaterial gewonnen wird.

DEHYDRIERUNG Austrocknung des Körpers durch Flüssigkeitsverlust

DERMATITIS Hautentzündung (Ursachen unterschiedlichster Art)

DERMIS Unterhaut, bestehend aus Elastin- und Kollagenfasern

EKZEME Nicht ansteckende, juckende Entzündung der Haut. Betroffen ist in erster Linie die Epidermis.

EPIDERMIS Oberhaut, äußere Zellschicht der Haut

EROTISIEREND Den Geschlechtstrieb steigernd

FUNGIZID Pilztötend

FURUNKEL Meist bakteriell bedingte, akut-eitrige Entzündung eines Haarbalgs und seiner Talgdrüse. Es kommt zu schmerzhafter Knötchenbildung.

GICHT Harnsäureablagerungen in den Gelenken, die zu schmerzhaften Gelenksverdickungen führen.

INKONTINENZ Unvermögen, Harn und Stuhl kontrolliert zurückzuhalten.

KATARRH Schleimhautentzündung, meist verbunden mit vermehrter Schleimabsonderung.

KOMPRESSE Warm oder kalt angewendeter Umschlag, der lokale Schwellungen und/oder Schmerzen mindern soll.

MENOPAUSE Wechseljahre

MIGRÄNE Wiederkehrende, meist einseitig auftretende und mit Übelkeit verbundene starke Kopfschmerzen. Häufig kündigt sich ein Migräneanfall durch Vorzeichen wie Sehstörungen an.

NEUROTOXISCH Nervenschädigend

ÖDEM Durch Flüssigkeitsstauung bedingte Wasseransammlung im Körper; schmerzlos, aber Schwellung verusachend.

PRÄMENSTRUELLES SYNDROM Vor der Regelblutung zyklisch wiederkehrende Beschwerden wie seelische Verstimmtheit, Völlegefühl, Kopfschmerzen etc.

RESINOID Durch Lösungsmittel-Extraktion aus Harz gewonnene Duftsubstanz

RHEUMA Schmerzhafte Erkrankung von Muskeln, Gelenken, Nerven oder Sehnen

TALGDRÜSEN Hautdrüsen, die Talg absondern.

TONIKUM Kräftigungsmittel

TOXINE Giftstoffe

ZIRRHOSE Krankhafte Veränderung eines Organes (v. a. der Leber) durch Gifte oder Bakterien

Glossar der Körpersysteme

ATEMWEGE

Hierzu gehören Nase, Luftröhre, Stirn- und Nebenhöhlen, Lunge und Zwerchfell. Zuständig für die Versorgung des Körpers mit Sauerstoff und die Ausscheidung verbrauchter Atemluft.

HORMONSYSTEM

Umfaßt Hypothalamus, Hirnanhangsdrüse, Schilddrüse, Nebenschilddrüsen, Pankreas, Nebennieren, Eierstöcke und Hoden. Das Hormonsystem ist für den Hormonhaushalt des Körpers zuständig.

KARDIOVASKULÄRES SYSTEM

Umfaßt Herz, Blut, Venen, Arterien und Kapillaren. Sorgt für die Durchblutung aller Körperteile und steuert den Sauerstofftransport von der Lunge zum Herz und den einzelnen Organen und Extremitäten sowie den Rücktransport von Kohlendioxid zu Herz und Lunge.

LIMBISCHES SYSTEM

Einer der ältesten Teile des menschlichen Gehirns und zugleich Gefühlszentrum. Kontrolliert Gedächtnis, Instinkt und die wichtigsten Körperfunktionen. Kann objektive äußere Erfahrungen in subjektive Empfindungen verwandeln.

LYMPHSYSTEM

Transportweg des Immunsystems. In den Lymphdrüsen transportierte Giftstoffe sammeln sich in den Lymphknoten, bevor sie aus dem Körper ausgeschieden werden. Das Lymphsystem hängt eng mit dem kardiovaskulären System zusammen, doch wird die Lymphe nicht wie das Blut durch eine »Pumpe« angetrieben und kann deshalb leichter verdicken. Besonders gefährdet sind Leute mit sitzender Tätigkeit und Bewegungsmangel.

MUSKELSYSTEM

Darunter fallen sämtliche Muskeln des Körpers sowie Bänder und Sehnen, die Muskeln mit Muskeln bzw. Muskeln mit Knochen verbinden. Kontrolliert den Bewegungsapparat des Körpers.

NERVENSYSTEM

Umfaßt Gehirn, Rückenmark und das zentrale Nervensystem. Über dieses System laufen Körperreaktionen auf Schmerz oder andere Gefühle von den in der Haut befindlichen Nervenenden zum Gehirn. Ebenfalls enthalten ist in diesem Begriff das vegetative Nervensystem, das sich wiederum unterteilt in sympathisches und parasympathisches Nervensystem. Ersteres bewirkt in Gefahrensituationen (oder anderen Erregungszuständen) eine allgemeine Leistungssteigerung und hemmt gleichzeitig die Funktionen des Magen-Darm-Trakts, der in solchen Situationen, die kurzzeitig Höchstleistungen verlangen, nicht benötigt wird. Setzen wir unseren Körper nun Langzeitstreß aus, wird der Sympathikus auf Dauer aktiviert, so daß die Kraftreserven unseres Körpers unnötig strapaziert werden. Der Parasympathikus bewirkt das Gegenteil, entspannt also und läßt den Verdauungstrakt normal arbeiten.

SKELETTSYSTEM

Das Knochengerüst unseres Körpers

UROGENITALTRAKT

Umfaßt männliche und weibliche Geschlechts- und Fortpflanzungsorgane sowie Nieren, Harnleiter, Blase und Harnröhre. Verantwortlich für die Fortpflanzung bzw. die Ausscheidung von Wasser und Abfallstoffen aus dem Körper.

VERDAUUNGSTRAKT

Umfaßt Mund, Rachen, Speiseröhre, Magen, Dünn- und Dickdarm, Rektum und Anus. Entspricht dem Weg der Nahrung durch den menschlichen Körper.

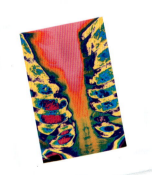

Verschiedene Körpersysteme reagieren in unterschiedlicher Weise auf ätherische Öle.

Literaturhinweise

Arcier, Micheline, *Die Wohltat der Düfte. Schön und gesund durch Aromatherapie,* München 1992

Davies, Patricia, *Aromatherapie von A bis Z,* München 1990

Drury, Susan, *Die Geheimnisse des Teebaums. Der sanfte Heiler aus Australien,* Aitrang 1991

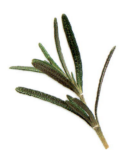

Fischer-Rizzi, Susanne, *Himmlische Düfte. Aromatherapie,* München 1989

Dies., *Aroma-Massage. Gesundheit und Wohlgefühl für Körper und Seele,* München 1993

Henglein, Martin, *Die heilende Kraft der Wohlgerüche und Essenzen,* München 1985

Jackson, Judith, *Aromatherapie. Die Heilkraft der Düfte bei Massagen, Bädern und Tees,* München 1991

Keller, Erich, *Das große Praxisbuch der Aromalehre,* Genf/München 1995

Kraus, Michael, *Aromatherapie für jeden Tag,* Pfalzpaint 1991

Lavabre, Marcel, *Mit Düften heilen. Das praktische Handbuch der Aromatherapie,* Freiburg 1997

Lawless, Julia, *Die illustrierte Enzyklopädie der Aromaöle,* München 1996

Price, Shirley, *Praktische Aromatherapie. Vitaliät und Lebensfreude durch ätherische Öle,* Neuhausen 1988

Rieder, Beate und Wollner, Fred, *Duftführer. Eine Beschreibung von über 90 ätherischen Ölen,* Börwang 1992

Rimmel, Eugene, *Das Buch des Parfums. Die klassische Geschichte des Parfums,* München 1988

Samel, Gerti, *Aromastoffe. Heilende Essenzen von A bis Z und ihre Wirkung auf Körper und Seele,* München 1997

Schutt, Karin, *Aromatherapie. Gesundheit und Entspannung durch ätherische Öle,* Niedernhausen 1990

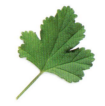

Bei der Könemann Verlagsgesellschaft sind erschienen:

Lawless, Julia, *Ratgeber natürliche Gesundheit. Aromatherapie. Ätherische Öle für Körper und Geist,* Köln 1999

Shealy, C., *Die große Enzyklopädie der Heilkunde,* Köln 1999

Sutcliffe, J., *Die große Enzyklopädie der alternativen Heilmethoden,* Köln 1999

Whitton, Shirley, *Ätherische Öle & Essenzen, Aromatherapie und Naturheilverfahren,* Köln 1997

In der Reihe »Alternative Heilkunde«:

Lavery, Sheila, *Aromatherapie,* Köln 1999

Mortimore, Denise, *Natürliche Heilmittel,* Köln 1999

Shaw, Non, *Pflanzenheilkunde,* Köln 1999

Dies., *Bach-Blütentherapie,* Köln 1999

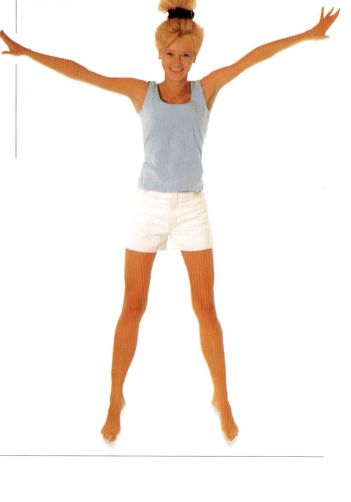

Nützliche Adressen

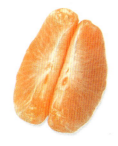

DEUTSCHLAND

Aromatherapie-Organisationen/Kurse/Versand
Forum Aufkirchen am Starnberger See
Workshops, Vorträge, Seminare und Aromamassagen
Petra Baum
Marienstr. 4
82335 Berg-Aufkirchen
Telefon: 08151/ 95 30 15
Telefax: 08151/ 95894

Aroma-Zentrum Alsfeld
Seminare und Versand ätherischer Öle, Hydrolate, Räucherwerk
Christiane Günther–Lerch
Schwabenröder Str. 61
26304 Alsfeld
Telefon: 06631/ 6225 oder 73401
Telefax: 06631/ 71806

Hathor
Naturkosmetik und ätherische Öle
Eisenacherstr. 48
10823 Berlin
Telefon: 030/853 66 79

Aromaoase
Pilgersheimer Str. 8
81543 München
Telefon: 089/ 62 50 97 37

Atelier Aroma
Institut für Aromakunde in Therapie und Pflege
Marschnerstr. 80
81245 München-Pasing
Telefon: 089/ 896 23 29
Telefax: 089/ 896 23 29 3

ÖSTERREICH

Hannos Duftoase
Johannitergasse 4
A – 6800 Feldkirch
Telefon: (0043) 055/22 32 874

SCHWEIZ

Farfalla Duftladen
Florastr. 4
Ch – 8610 Uster
Telefon: (0041) 01/905 99 00

VEROMA
Vereinigung für Aromatologie und Aromatherapie
Rolf Nachbur
13, Rue de la Samaritaine
CH – 1700 Fribourg
Telefon: (0041) 026/ 323 13 54

GROSS-BRITANNIEN

Aromatherapie-Organisationen
Register of Qualified Aromatherapists
P.O. Box 6941
London N8 9HF

Versand
Aqua Oleum
The Old Convent
Beeches Green
Stroud
Gloucestershire GL5 4AD

Baldwins
171–173 Walworth Road
London SE17 1RW

Culpepper Ltd.
34 The Pavilions
High Street
Birmingham B4 7SL

Fragrant Earth
P.O. Box 182
Taunton
Somerset TA1 3SD

Kittywake Oils
Cae City
Taliaris
Llandeilo
Dyfed SA19 3XA

Lothian Herbs
Peffermill Industrial Estate
Edinburgh EH16 5UY

Materia Aromatica
148 Mallinson Road
London SW11 1BJ

Neal's Yard Remedies
26–34 Ingate Place
Battersea
London SW8 3NF

Kurse
Churchill Centre
22 Montagu Street
London W1H 1TB

Clare Maxwell Hudson Ltd.
202 Walm Lane
London NW2 3BP

Essential Care
Training Ltd.
8 George Street
Croydon
Surrey CR0 1PA

Institute of Traditional Herbal Medicine
and Aromatherapy
P.O. Box 6555
London N8 9DF

London College
of Massage
5 Newman Passage
London W1P 3PF

Tisserand Institute
P.O. Box 746
Hove
Sussex BN3 3XA

Zeitschrift
Aromatherapy Quarterly
5 Ranelagh Avenue
London SW13 0BY

U.S.A.

Aromatherapie-Organisationen
The American Alliance of Aromatherapy
P.O. Box 750428
Petaluma
CA 94975

American Aromatherapy Association
P.O. Box 1222
Fair Oaks
CA 95628

American Society for Phytotherapy and Aromatherapy
P.O. Box 3659
South Pasadena
CA 91031

National Association for Holistic Aromatherapy
P.O. Box 17622
Boulder
CO 80308

Versand
Aroma Vera
3384 South
Robertson Place
Los Angeles
CA 90034

Neal's Yard U.S.A.
284 Connecticut Street
San Francisco
CA 94107

Kurse
American Botanical Council and Herb Research Foundation
P.O. Box 201660
Austin, Texas 78720

M. Das Co.
888 Brannan Street
San Francisco
CA 94103

Register

A

Absolues 21, 29
Achillea millefolium 48f.
Aftershaves 30
Ägypten 11, 55, 69, 75, 77, 83, 87, 97, 101, 105, 111, 113, 115
Akne 122
   hilfreiche Öle 25, 53, 59, 61, 65, 67, 71, 73, 87, 89, 91, 93, 97, 99, 103, 107, 111, 115, 117
Aldehyde 23
Alkohole 22f., 33
Angelika/Engelwurz 50f.
Angst 51, 57, 59, 61, 63, 65, 67, 73, 95, 101, 107, 109, 113, 115, 117
Aniba rosaedora 52f.
Aphrodisiaka 53, 57, 65, 85, 99, 109, 112, 115, 118
Appetit 71, 73, 75, 79, 83, 87, 107, 119
Aprikosenkernöl 25
Armmassage 37, 38, 42
Aromaöle
   Kauf 28
   Lagerung 29
   Preise 29
Aromaseife 31
Aromasteine 19
Aromatherapie
   Anfänge 10-15
   historischer Einsatz 10-14
   Sicherheit 9, 45, 120
   Wirkungen 16f.
   zu Hause 120-131
Arthritis 51, 63, 69, 81, 87, 99, 105, 117, 119, 125
Asthma 55, 75, 83, 89, 91, 95, 99, 101, 127
Atemprobleme 95, 127
Atemwege 16f., 127, 139
   hilfreiche Öle 51, 55, 59, 63, 67, 75, 77, 81, 85, 91, 93, 99, 101, 103, 105, 111, 113, 115, 119
Atlaszeder 27, 58f.
Aufbauende Öle 107, 116, 119
Augen 43, 83
Avicenna 14
Avocadoöl 24
Ayurvedische Medizin 11

B

Babylon 12
Badeöle 9, 18, 47, 63
   für Kinder 132
Badesalze 30
Badezusätze 18
Basilikum 98f.
Basisnote 20, 27
Basisöle 24f.
Bauchmassage 36, 42
Beinmassage 37, 41, 42
Bergamotte 27, 66f.
Beruhigungsmittel 65, 117
Berührung 9, 44
Besuch beim Aromatherapeuten 15, 136f.
Bewegung 32, 71
Blasenentzündung 126
   hilfreiche Öle 51, 55, 59, 67, 81, 87, 89, 91, 97, 105, 115
Blaue Flecken 25, 51, 83, 89, 97, 101, 119, 129
Blutdruck, hoch 49, 57, 69, 89, 95, 101
Blutdruck, niedrig 111
Blutkreislauf 17, 14
   hilfreiche Öle 49, 63, 65, 69, 73, 77, 79, 93, 99, 101, 103, 105, 109, 117
Boswellia carteri 54f.
Bronchitis 51, 59, 67, 75, 77, 83, 85, 89, 91, 93, 97, 101

C

Cajeputöl 93
Cananga odorata 56f.
Candida albicans 75, 91, 126
Cedrus atlantica 58f.
Cellulite 124
   hilfreiche Öle 59, 69, 71, 73, 77, 83, 87, 103, 107, 111
Chamaemelum nobilis 60f.
China 11, 48, 55, 83, 85, 99, 115, 119
Citrus aurantifolia 62f.
   aurantium 64f.
   bergamia 66f.
   limon 68f.
   paradisi 70f.
   reticulata 72f.
Commiphora myrrha 74f.
Concretes 21
Culpeper, Nicholas 14
Cupressus sempervirens 76f.
Cymbopogon citratus 78f.

D

Daumendruck 39
Deodorant 53, 79, 107
Depression 59, 63, 65, 67, 71, 73, 85, 89, 95, 99, 103, 107, 109, 130
Dermatitis 57, 61, 87, 123
Diät 23, 33
Drogen 33, 71
Drüsenfieber 75, 91
Duftlampe 19
Durchfall 130

E

Eau de Toilette 30
Effleurage 12, 21, 36f., 41
Ekzeme 24, 123
   hilfreiche Öle 59, 67, 75, 87, 89, 95, 103, 105, 107, 115
Entgiftung 83, 87, 101, 103, 109
Epilepsie 45, 81, 83, 111
Erkältung 127
   hilfreiche Öle 51, 53, 63, 69, 71, 75, 81, 83, 93, 95
Erschöpfung 71, 79, 83, 89, 105, 117, 131
Erste Hilfe 47, 128f.
Ester 23

Eucalyptus globulus 80f.
Eukalyptus 80f.
Europa 13, 14f.

F

Falten 25, 53, 75, 83, 123
Fehlgeburt 135
Fenchel (süß) 82f.
Fettsäuren 25
Fieber 49, 53, 63, 69, 79, 93, 119
Foeniculum vulgare 82f.
Fortpflanzungsorgane 132, 139
   hilfreiche Öle 57, 77, 85, 87, 105, 113, 115, 117
Frauen 132f.
Fußpilz 59, 61, 75, 79, 89, 91, 103, 105, 107, 123

G

Ganzheitlicher Ansatz 15, 136
Ganzkörpermassage 27, 41-3, 44
Gasaustausch 17
Gattefossé, René 15
Gegenindikationen 6, 120
Geistige Faktoren 33, 95, 117
Gelenke 51, 61, 101, 125
Geranium 17, 102f.
Gesichtsmassage 43
Glühbirnenring 19
Grapefruit 70f.
Griechenland 12, 75, 77, 83, 87, 95, 97, 101, 105, 111, 113, 119
Grippe 69, 71, 77, 89, 91, 93, 127

H

Haarausfall 59, 98, 121
Haare 121
   hilfreiche Öle 49, 57, 59, 69, 71, 89, 95, 107, 111, 113
Hämorrhoiden 87, 97, 124
Handtücher 35, 40
Hausarzt 120
Haut
   hilfreiche Öle 49, 51, 53, 55, 57, 59, 61, 65, 67, 71, 73, 75, 79, 81, 105, 115

fettige Haut 122
  hilfreiche Öle 57, 59, 63,
    67, 69, 71, 77, 79, 83, 87,
    97, 107, 117
Kopfhaut 121
  hilfreiche Öle 49, 57, 67,
    107
  Massage 43
  Schuppen 59, 69, 89, 91,
    103, 107, 111, 113, 115, 121
Mischhaut 59, 122
Probleme 12, 122f.
selbstgemachte Creme 31
Tonikum 51, 55, 73, 83, 85,
  87, 99
trockene 122
  hilfreiche Öle 24, 25, 57,
    59, 61, 65, 75, 85, 91, 107,
    109, 115
Heiserkeit 63, 75, 79, 93, 103,
  109, 113, 115, 119
Heizkörperverdunster 19
Herpes 61, 67, 79, 91, 103, 126
Herznoten 20, 27
Herzrhythmusstörungen 57, 65,
  89
Heuschnupfen 81, 89, 99, 127
  hilfreiche Öle 49, 63, 69, 77,
    79, 91, 111, 119
Hippokrates 12
Hormonsystem 57, 103, 107,
  113, 139
Hühneraugen 69
Husten 53, 63, 69, 75, 77, 83,
  85, 91, 93, 95, 109

I

Immunsystem 53, 63, 69, 71, 75,
  91, 115
Impotenz 85, 109, 115
Indien 11, 79, 81, 83, 84, 99,
  101, 115
Indisches Eisenkraut 79
Ingwer 118f.
Inhalationen 19, 47
Inkontinenz 77
Innerliche Anwendung 19
Insektenabwehr 129
  hilfreiche Öle 53, 67, 69, 77,
    79, 81, 87 89, 95, 103, 117
Insektenbisse 25, 128
  hilfreiche Öle 81, 83, 89, 91,
    93, 95, 99

Insektenstiche 81, 83, 89, 93,
  95, 99, 128
Isopren 22

J

Jasmin 29, 84f.
Jetlag 53, 71, 79, 131
Jojobaöl 24

K

Kamille 12, 14, 60f.
Kardiovaskuläres System 139
Karottenöl 25
Katarrh 55, 59, 63, 75, 89, 91,
  93, 97, 119
Kater 131
Ketone 23
Kiefer 21, 104f.
Kinder 73, 77, 97, 132f.
Kleinkinder 83, 97, 132, 135
Kneten 38, 41
Kohlendioxid-Extraktion 20
Kompressen 18, 47
Konzentration 81, 93, 99, 111,
  119
Kopfkissen 35
Kopfnoten 20, 27
Kopfschmerzen 51, 61, 81, 119,
  131
  hilfreiche Öle 51, 53, 65, 71,
    79, 85, 87, 89, 99, 103, 111,
    113
Körpersysteme 16f., 139
Krämpfe 125
Kräutermedizin 11, 12, 13, 14

L

Lactone 23
Lateinische Namen 14, 28
Lavandula angustifolia 88f.
Lavendel 13, 14, 15, 88f.
Lemongrass 27, 78f.
Limbisches System 16, 139
Limette 62f.
Lösungsmittel-Extraktion 21
Luftreiniger 71
Lungen 17, 127
Lymphsystem 51, 59, 71, 115,
  139

M

Majoran 100f.
Mandarine 72f.
Massage 15, 44, 47
  Beenden 43
  Beginn 40
  Bekleidung 35
  Druck 44
  Geschichte 14
  in der Schwangerschaft 45,
    134
  kitzlige Stellen 39
  Kurse 43, 132
  medizinische Voraussetzungen 45
  Ölabsorption 18
  Position 35
  professionelle 136
  Reihenfolge der Griffe 41-43
  Rückenmassage 36, 38, 39, 41
  Rhythmus 44
  Umfeld 34f.
Massageöl mischen 27
Maury, Marguerite 15
Meditationshilfe 51, 53, 55, 59,
  109, 115
Melaleuca alternifolia 90f.
Melaleuca viridiflora 92f.
Melissa officinalis 94f.
Melisse 29, 79, 94f.
Menstruation 132
  hilfreiche Öle 49, 55, 65, 75,
    77, 83, 85, 87, 89, 95, 99,
    101, 103, 109, 111, 113
Migräne 131
  hilfreiche Öle 51, 71, 95, 99,
    101, 111, 113
Mineralien 25
Muskatellersalbei 112f.
Muskeln 51, 79, 81, 85, 89, 93,
  99, 101, 111, 113, 117, 119,
  125
Muskelsystem 139

Myrrhe 11, 74f.
Myrte 96f.
Myrtus communis 96f.

N

Nackenmassage 43
Nase, verstopfte 51, 55, 93
Nasenbluten 69, 77
Naturschutz 53
Nebenhöhlen 19, 91, 101, 105,
  119
Neroli 29, 64f.
Nervensystem 139
  beruhigende Öle 53, 55, 65,
    67, 71, 73, 83, 85, 89, 95,
    99, 101, 107, 109, 115, 117
  stimulierende Öle 51, 79, 81,
    103, 105, 107, 111
Niaouli 92f.
Noten 20

O

Oberflächenschäden 29
Ocimum basilicum 98f.
Ödeme 124
Ohren 61, 91, 93
Ölabsorption über die Haut
  16f.
Öle, ätherische
  abschwellende 59, 75, 81,
    101, 119
  Absorption 16f.
  antiseptische 69, 70, 79, 81,
    87, 89, 91, 93, 97, 99, 105,
    128
  Anwendungsmethoden 18f.,
    47
  Aufbewahrung 24, 29
  Ausscheidung 17
  Auswahl 19, 26
  belebende 53, 63, 69, 71, 73,
    79, 91, 93, 99, 105, 111
  beruhigende 53, 57, 61, 65,
    67, 75, 77, 85, 89, 97, 101,
    107, 109, 113, 117

chemische Grundstoffe 8f., 16, 22f., 47
Eigenschaften 8f., 15, 47, 138
Gebrauch 9, 32f., 120-131
Gewinnung 20f.
innerliche Anwendung 19
Kaltpressung 21
Kauf 28f.
Mischung 26f.120
Mischung von Badeölen 27
Noten 20
Phototoxizität 51, 67, 69, 73
Preise 29
unverdünnte Anwendung 19, 25, 128, 129
schmerzlindernde 51, 81, 89, 101, 111, 113, 119
spiritueller Gebrauch 10, 55, 59, 99
stimmungsaufhellende 53, 55, 63, 67, 71, 79, 99, 109, 117, 119
stimulierende 63, 85, 87, 93, 105, 107, 111, 119
Verträglichkeitstest 18, 133
synthetische 21
Olivenöl 12
Origanum majorana 100f.

P

Parfüms 12, 13, 67, 84, 89
Patchouli 106f.
Pelargonium graveolens 102f.
Pfirsichkernöl 25
Phenole 23
Pickel (siehe auch Akne) 25, 51, 59, 61, 73, 91, 93, 103
Pilzinfektionen 126
Pinus sylvestris 104f.
Pogostemon cablin 106f.
Prämenstruelles Syndrom 59, 71, 73, 83, 103, 109, 113, 132
Psoriasis (Schuppenflechte) 61, 67, 89, 97, 105, 107, 123

R

Rauchen 33
Raumsprays 30
Reife Haut 123
Reisekrankheit 101, 119, 131
Resinoide 21, 29
Rheumatismus 49, 63, 75, 81, 89, 93, 105, 111, 117, 119, 125
Riechschleimhaut 16
Rom 12, 77, 82, 95, 105, 109, 113
Römische Kamille 60f.
Rosa centifolia 108f.
Rosa damascena 108f.
Rose 108f.
   historischer Gebrauch 11f., 14
   Preis 29
Rosenholz 52f.
Rosmarin 110f.
Rosmarinus officinalis 110f.
Rückenschmerzen 125

S

Salben 18
Salvia sclarea 112f.
Sandelholz 17, 21, 114f.
Santalum album 114f.
Säuren 23
Schafgarbe 48f.
Schälchen 19
Scherpilzflechte 75, 103
Schlaf 89, 97
Schlafstörungen 32, 61, 65, 73, 85, 95, 101, 117, 131
Schluckauf 83, 99
Schwangerschaft und Geburt 134f.
   hilfreiche Öle 55, 57, 71, 73, 105
   Massage 45, 134
   Milchfluß anregend 79, 83, 135
   Wehen 55, 85, 87, 89, 113, 135
Schwangerschaftsstreifen 65, 73, 89
Schwindel 51, 95
Schwitzen 49, 77, 79, 97, 105, 119
seelische Probleme 33, 120
   hilfreiche Öle 55, 75, 81, 85, 89, 95, 97, 99, 101, 109, 119
Selbstgemachte Kosmetika 30f.
Selbstgemachte Seife 31
Selbstvertrauen 57, 65, 83, 85, 87, 105
Senioren 133
Sicherheit 9, 33
Simmondsia chinensis 24
Skelettsystem 139
Sojaöl 25
Sonnenblumenöl 25
Sonnenbrand 89, 91, 123
Soor 75, 91, 126
Spannung 32, 39, 61, 93, 115
Strahlentherapie 91, 93
Streß 9, 32f., 130f.
   hilfreiche Öle 49, 51, 53, 65, 67, 69, 71, 77, 79, 99, 101, 103, 107, 109
Süßes Mandelöl 25
Synergie 27, 73

T

Talkumpuder 30
Tangerine 72f.
Teebaum 90f.
Teerfleckenentfernung 81
Terpene 22
Therapeuten 15, 136f.
Trägeröle (siehe Basisöle)
Traubenkernöl 25

U

Übelkeit 51, 53, 83, 89, 99, 109, 119
Übergewicht 59, 69, 71, 83, 107
Umweltfaktoren 33
Urogenitaltrakt 126, 139
   hilfreiche Öle 49, 51, 67, 75, 81, 85, 87, 91, 93, 97, 105, 115

V

Valnet, Jean 15
Venenerkrankungen 124
Verbrennungen 15, 25, 61, 81, 89, 91, 93, 103, 129
Verbrühungen 129
Verdampfungsmethoden 9, 19, 47
Verdauungsprobleme 130
Verdauungssystem 83, 130, 139
   hilfreiche Öle 49, 55, 57, 63, 65, 67, 69, 71, 73, 75, 79, 83, 89, 91, 93, 95, 97, 99, 101, 105, 107, 109, 111, 113, 15, 119
   Massage 42
Verstopfung 130
Verträglichkeitstest 18, 133
Vetiver 116f.
Vitamine, Basisöle 24f.

W

Wacholder 17, 86f.
Warzen 69, 91, 123
Wasseransammlungen 124
Wasserdampfdestillation 13f., 20
Wechseljahre 65, 77, 83, 103, 113, 133
Weihrauch 10, 11, 54f., 77, 105, 111
Weizenkeimöl 24, 29
Wirkungen von Rauch 10
Wundheilung 51, 53, 55, 61, 63, 67, 77, 81, 83, 89, 91, 93, 105, 107, 117
Würmer 87, 91, 93

Y

Ylang-Ylang 56f.

Z

Zedernholz 11, 13, 27, 58f.
Zingiber officinale 118f.
Zitrone 68f.
Zitrusöle 21, 29
Zypresse 11, 13, 76f.